COLLECTION D'OUVRAGES CLASSIQUES
RÉDIGÉS EN COURS GRADUÉS
CONFORMÉMENT AUX PROGRAMMES OFFICIELS

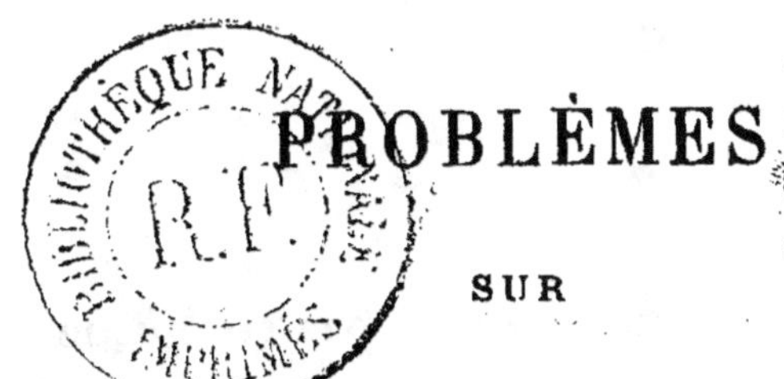

PROBLÈMES
SUR
LES QUATRE RÈGLES

PAR UNE RÉUNION DE PROFESSEURS

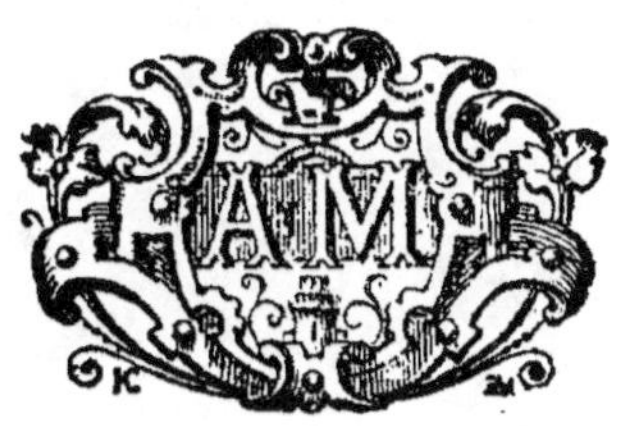

TOURS
MAISON A. MAME & FILS
IMPRIMEURS - ÉDITEURS

PARIS
Vve CH. POUSSIELGUE
LIBRAIRE, RUE CASSETTE, 15

ET CHEZ LES PRINCIPAUX LIBRAIRES

N° 166

MODÈLE DE RAISONNEMENTS

SUR LES QUATRE RÈGLES

ADDITION

On connaît que la solution d'un problème exige une addition, lorsqu'on cherche à réunir plusieurs nombres en un seul.

PROBLÈME. — *Quelle est la recette d'un marchand qui a fait trois ventes : la première de* 45 *fr., la deuxième de* 65 *fr., et la troisième de* 97 *fr.?*

La recette du marchand se compose évidemment des trois sommes qu'il a reçues, 45 fr., 65 fr. et 97 fr. Donc, pour déterminer cette recette, il suffit de réunir ou d'*additionner* ces trois sommes. Cette addition donne un total de 207 : d'où je conclus que la recette du marchand est de 207 fr.

SOUSTRACTION

On connaît que la solution d'un problème exige une soustraction, lorsqu'on connaît la somme de deux nombres et l'un de ces nombres, et qu'on cherche l'autre nombre.

PROBLÈME. — *Deux frères doivent se partager une bibliothèque de* 2424 *volumes. Si la part de l'aîné est de* 1875 *volumes, quelle sera celle du cadet?*

Les deux parts doivent faire 2424 volumes : ainsi 2424 est une somme de deux nombres, et 1875 est un de ces nombres; donc, pour avoir l'autre nombre, il faut retrancher ou *soustraire* 1875 de 2424. Cette soustraction donne pour différence 549 : d'où je conclus que la part du cadet est de 549 volumes.

MULTIPLICATION

On connaît ordinairement que la solution d'un problème exige une multiplication, lorsque la valeur de l'unité est désignée, et qu'on demande celle de plusieurs, ou celle de quelques parties de l'unité.

PROBLÈME 1. — *Que doit-on payer pour* 25 *chevaux à raison de* 750 *fr. l'un?*

La somme que l'on doit payer doit contenir 25 fois 750 fr. : donc on obtiendra cette somme en répétant 25 fois 750, c'est-à-dire en *multipliant* 750 par 25. Cette multiplication donne pour produit 18750 : d'où je conclus que l'on doit payer 18750 fr.

PROBLÈME II. — *Quel est le prix de 24 rames de papie à 7 fr. la rame?*

Si 1 rame de papier coûte 7 francs, 24 rames doivent coûte 24 fois plus, c'est-à-dire 24 fois 7 francs : donc on obtiendra l prix cherché en multipliant 7 par 24. Cette multiplication donn pour produit 168 : d'où je conclus que le prix des 24 rame est de 168 francs.

PROBLÈME III. — *Lorsque le mètre de drap coûte 8 fr quel est le prix de 0 m. 60 centimètres?*

Les 60 centimètres doivent coûter 60 fois la centième parti de ce que coûte un mètre : donc on obtiendra le prix cherch en multipliant 8 fr. par 0,60. Cette multiplication donne pou produit 4,8 : d'où je conclus que le prix des 0 m. 60 centim. est de 4 fr. 80 c.

DIVISION

On connait ordinairement que la solution d'un problème exige une division, lorsque, la valeur de plusieurs unités ou de quelques parties d'unités étant donnée, on cherche celle d'une seule.

PROBLÈME I. — *Un ouvrier a reçu 24 fr. pour 6 jours de travail : que gagne-t-il par jour?*

Le gain d'une journée doit être tel, que, multiplié par 6, il donne pour produit 24 fr.; ainsi le gain cherché est facteur d'une multiplication dont l'autre facteur est 6 et le produit 24 donc, si on divise le produit 24 par le facteur connu 6, le quotient donnera le gain cherché. Cette division a 4 pour quotient : d'où je conclus que le gain d'une journée est de 4 fr.

PROBLÈME II. — *Combien aura-t-on de chapeaux pour 360 fr. à 8 fr. la pièce?*

Comme un chapeau coûte 8 francs, il est évident que l'on aura autant de chapeaux que le nombre 360 contient de fois 8. Le quotient de 360 par 8 est 45 : d'où je conclus que 360 contient 45 fois 8, et que par conséquent on aura 45 chapeaux.

PROBLÈME III. — *Lorsque 0 m. 45 coûtent 3 fr. 15, quel est le prix du mètre?*

Le prix du mètre doit être tel, que, multiplié par 0,45, il donne pour produit 3,15 : ainsi le prix du mètre est le facteur d'une multiplication dont l'autre facteur est 0,45 et le produit 3,15 : donc, si on divise le produit 3,15 par le facteur connu 0,45, le quotient fera connaître le prix du mètre. Cette division donne 7 pour quotient : d'où je conclus que le prix du mètre est de 7 fr.

PROBLÈMES

SUR

LES QUATRE RÈGLES

Ces problèmes comprennent quatre séries. Les plus simples n'ont pas d'astérisques; puis viennent successivement ceux qui sont précédés d'un, de deux et de trois astérisques.

PROBLÈMES SUR L'ADDITION

P. 1. Jules a douze ans ; quel âge aura-t-il dans 27 ans?

P. 2. Jules est né en 1808; en quelle année a-t-il eu 27 ans?

P. 3. Un relieur a fait deux livraisons, l'une de 75 volumes, et l'autre de 149 ; combien de volumes a-t-il livrés en tout?

P. 4. Deux ouvriers ont gagné, l'un 85 fr, et l'autre 129 fr; quelle somme faudra-t-il pour les payer?

P. 5. Un boulanger a reçu une première fois 20 sacs de blé, une seconde fois 18 sacs; combien a-t-il reçu de sacs en tout?

P. 6. Un boulanger a livré à un établissement 45 pains une première fois, et 19 pains une seconde fois; combien a-t-il livré de pains en tout?

P. 7. Quel est le nombre de marches contenues dans 2 escaliers, si l'un compte 25 marches, et l'autre 19?

P. 8. Quel est le nombre des élèves de deux classes, si la première compte 75 élèves, et la deuxième 89?

P. 9. Dans un combat on a brûlé 8 945 cartouches, et il en reste 12 450; combien y en avait-il avant le combat?

P. 10. Quel est le nombre des élèves d'une classe, si 47 sont en vacances, et s'il en reste encore 29?

P. 11. Quelle est la capacité d'un tonneau qui doit recevoir d'une part 125 litres, et de l'autre 175 litres?

P. 12. Jules a placé à la caisse d'épargne, d'abord 85 fr, ensuite 27 fr; quel est le montant de ces deux placements?

P. 13. Que doit payer une ménagère qui achète pour 27 fr de savon et 49 fr de confitures ?

P. 14. Combien a-t-il fallu de journées à un paysan pour défricher un terrain, s'il y a mis une première fois 75 journées, et une seconde fois 49 ?

P. 15. Jules a reçu 45 fr de son père, et 19 fr de sa mère ; quelle somme possède-t-il ?

P. 16. Quelle est la longueur d'une pièce de toile, si, après une vente de 45 mètres, il en reste encore 27 mètres ?

P. 17. On a acheté des marchandises 164 fr ; combien faut-il les revendre pour gagner 24 fr ?

P. 18. Un marchand, pendant une journée, a fait trois ventes : la première de 45 fr, la seconde de 65 fr, et la troisième de 97 fr ; quelle est sa recette ?

P. 19. D'un sac qui contenait de l'argent, on retire une première fois 24 fr, une deuxième fois 45 fr, et il reste encore 79 fr ; quel était l'argent contenu dans le sac ?

P. 20. Quel est le nombre des arbres d'une pépinière, qui compte 395 pommiers, 247 cerisiers et 197 poiriers ?

P. 21. Un domestique a fait deux emplettes, l'une de 18 fr, et l'autre de 23 fr ; quelle somme a-t-il dépensée?

P. 22. Après avoir payé une dette de 845 fr, il me reste encore 179 fr ; combien avais-je ?

P. 23. Quel est le nombre de verres que contenait un panier, si, en ayant pris 45, on en trouve encore 18 ?

P. 24. Un receveur a mis le même jour dans sa caisse 742 fr, puis 229 fr, et enfin 487 fr ; quelle a été sa recette ?

P. 25. Une personne doit les sommes suivantes : 450 fr, 679 fr, 324 fr ; que doit-elle en tout ?

P. 26. Trois pièces de calicot contiennent, la première 105 mètres, la deuxième 96 mètres, et la troisième 104 mètres ; combien contiennent-elles ensemble ?

P. 27. Un marchand de bois a fait trois ventes : la première de 75 stères, la deuxième de 85 stères, et la troisième de 95 stères ; combien a-t-il vendu de stères ?

P. 28. Quelle est la contenance de trois pièces de vin, si la première contient 220 litres, la deuxième 175, et la troisième 230 ?

P. 29. Quelle somme faut-il à un père de famille pour acquitter trois factures : la première de 45 fr, la deuxième de 78 fr, et la troisième de 85 fr ?

P. 30. Quel est le poids total de trois ballots, dont le premier pèse 75 kilog, le second 245 kg, et le troisième 378 kg?

P. 31. Un régiment de cavalerie a 324 chevaux dans le premier escadron, 290 dans le deuxième, et 350 dans le troisième; quel est le nombre des chevaux de ce régiment?

P. 32. On a coupé dans une forêt 544 chênes, 415 frênes, 324 bouleaux et 424 sapins; combien a-t-on abattu d'arbres?

P. 33. Quel est le poids de quatre bœufs dont le premier pèse 430 kilog, le deuxième 541 kg, le troisième 619 kg, et le quatrième 574 kg?

P. 34. A combien se monte la dépense d'une personne qui a acheté pour 450 fr de meubles, 275 fr de linge, 346 fr d'habillement, et 576 fr de provisions?

P. 35. Combien y a-t-il d'hommes dans un régiment composé de quatre bataillons, le premier de 1 209 hommes, le deuxième de 1 075, le troisième de 976, et le quatrième de 987?

P. 36. Un épicier a reçu 4 caisses de savon : la première pèse 125 kilog, la deuxième 75 kg, la troisième 147 kg, et la quatrième 207 kg; quel est le poids des 4 caisses?

P. 37. Quelle est la contenance de quatre pièces de vin, si la première contient 520 litres, la deuxième 340, la troisième 230, et la quatrième 220?

P. 38. Quelle somme faut-il pour acquitter les 4 billets suivants : le premier de 405 fr, le deuxième de 379 fr, le troisième de 576 fr, et le quatrième de 179 fr?

P. 39. Un jeune homme a payé un chapeau 11 fr, un habit 85 fr, un pantalon 27 fr, un gilet 18 fr, et une paire de bottes 23 fr; combien a-t-il dépensé?

P. 40. Dans un marché on a vendu 1 415 moutons, 148 vaches, 85 chevaux, 247 bœufs, 105 ânes; combien a-t-on vendu d'animaux en tout?

P. 41. Quelle somme faut-il pour payer 5 ouvriers, qui ont gagné les sommes suivantes : le premier 175 fr, le deuxième 209 fr, le troisième 148 fr, le quatrième 97 fr, et le cinquième 241 fr?

P. 42. Quelle est la longueur totale de 6 rues, qui ont : la première 342 mètres, la deuxième 1 425 m, la troisième 718 m, la quatrième 856 m, la cinquième 1 895 m, et la sixième 906 m?

PROBLÈMES SUR LA SOUSTRACTION

P. 43. Un ouvrier aurait dû recevoir 176 fr ; on ne lui donne que 117 fr ; combien lui doit-on encore ?

P. 44. Un marchand avait dans sa voiture 345 melons ; il en vend 257 ; combien lui en reste-t-il ?

P. 45. Un marchand avait dans sa voiture 423 melons ; combien en a-t-il vendu, s'il lui en reste 79 ?

P. 46. Sur un mémoire de 4 217 fr, on fait une diminution de 427 fr ; que doit-on payer ?

P. 47. Un mémoire porte une somme de 4 729 fr ; quelle diminution lui fait-on éprouver, si on le réduit à une somme de 4 278 fr ?

P. 48. Une personne avait 345 fr à la caisse d'épargne ; si elle en retire 178 fr, que lui reste-t-il encore à la caisse d'épargne ?

P. 49. Une personne a mis en deux versements 470 fr à la caisse d'épargne ; si le premier versement est de 184 fr, quelle est la valeur du second ?

P. 50. Une personne qui met 9 jours à un voyage, le termine le 24 du mois ; à quelle date le voyage avait-il commencé ?

P. 51. Combien de jours a duré un voyage qui a commencé le 5 du mois, et a fini le 24 ?

P. 52. Deux ouvriers ont fait dans le même temps, l'un 146 mètres, et l'autre 47 ; combien de mètres le premier a-t-il fait de plus que le second ?

P. 53. Deux ouvriers ont fait ensemble 427 mètres ; si la part d'ouvrage du premier est de 174 mètres, quelle est celle du second ?

P. 54. Un écolier doit réciter 345 lignes ; il en sait 257 ; combien lui en reste-t-il encore à apprendre ?

P. 55. Un écolier doit réciter 274 lignes ; combien en sait-il par cœur, s'il lui en reste encore 87 à apprendre ?

P. 56. Un voyage doit durer 75 jours ; s'il y a 36 jours qu'il a commencé, combien de jours doit-il durer encore ?

P. 57. Un voyage doit durer 87 jours ; combien y a-t-il de jours qu'il a commencé s'il doit durer encore 49 jours ?

P. 58. Un criminel est condamné à 270 jours de prison ; il subit sa peine depuis 187 jours ; combien doit-elle durer encore ?

P. 59. Un criminel est condamné à 305 jours de prison ; combien de jours a-t-il fait de sa peine, s'il lui reste encore 147 jours à faire ?

P. 60. Une école de deux classes compte 175 élèves, la première classe a 72 élèves ; combien la deuxième en a-t-elle ?

P. 61. Un libraire a vendu 475 volumes ; s'il en a déjà livré 289, combien doit-il en livrer encore ?

P. 62. Un boulanger devait recevoir 2 415 kilog de farine ; s'il en reçoit 1 987 kilog, combien lui en reste-t-il à recevoir ?

P. 63. Deux tonneaux contiennent, l'un 220 litres, l'autre 260 litres ; combien de litres le second contient-il de plus que le premier ?

P. 64. Deux bœufs pèsent, l'un 842 kilog, et l'autre 746 kg ; quelle est leur différence en poids ?

P. 65. La tour de Strasbourg a 142 mètres de hauteur, le sommet du Panthéon 79 m ; quelle est la différence de ces deux monuments ?

P. 66. Un marchand achète pour 12 728 fr de drap ; il en vend pour 7 954 fr ; quelle est la valeur de ce qui lui reste ?

P. 67. Dans un tonneau de 220 litres, on a mis 175 litres de vin ; combien faut-il encore de litres pour le remplir ?

P. 68. D'une pièce de mousseline de 125 mètres, on a vendu 76 mètres ; combien en reste-t-il ?

P. 69. Un épicier vend du sucre pour 870 fr, et gagne 75 fr ; combien le sucre lui avait-il coûté ?

P. 70. Quelle est la différence du poids de deux caisses dont l'une pèse 475 kilog, et l'autre 379 ?

P. 71. On a retiré 129 litres d'un tonneau qui en contenait 220 ; combien en reste-t-il ?

P. 72. Une caserne compte 3 654 hommes ; si l'on en fait sortir 1 978, combien en restera-t-il ?

P. 73. Jules reçoit 112 fr de ses parents ; il donne 13 fr aux pauvres ; que lui reste-t-il ?

P. 74. Un domestique va au marché avec 64 fr ; il revient avec 27 fr ; quelle somme a-t-il dépensée ?

PROBLÈMES SUR L'ADDITION

ET LA SOUSTRACTION

P. 75. Quel est le poids total de 6 voitures, si la première pèse 4 524 kilog, la deuxième 9 425 kg, la troisième 7 217 kg, la quatrième 3 425 kg, la cinquième 2 027 kg, et la sixième 1 875 kg?

P. 76. Un domestique va au marché avec 79 fr; s'il fait 47 fr de dépense, quelle somme rapportera-t-il?

P. 77. Il me manque 420 fr pour payer une dette de 746 fr; combien ai-je?

P. 78. On doit à une personne 975 fr; si on lui paye 749 fr, combien lui doit-on encore?

P. 79. Un cultivateur avait 345 moutons; il en vend 249; combien lui en reste-t-il?

P. 80. Une armée de 40 300 hommes a perdu dans une campagne 7 850 hommes; combien en reste-t-il?

P. 81. Une maison de banque a fait dans une semaine les recettes suivantes: le lundi 2 426 fr, le mardi 4 728 fr, le mercredi 12 475 fr, le jeudi 2 749 fr, le vendredi 5 749 fr, et le samedi 17 429 fr; quel est le total de ces recettes?

P. 82. Une armée de 49 854 hommes reçoit des renforts, et se trouve portée à 65 878 hommes; quel est le chiffre des renforts?

P. 83. Une armée comptait 36 954 combattants avant une bataille; après la bataille, elle n'en compte plus que 31 298; combien en a-t-elle perdu?

P. 84. Sous Philippe le Bel, en 1300, la population de Paris était de 125 000 habitants; en 1851, elle était de 1 100 000 habitants; de combien la population de Paris a-t-elle augmenté de 1300 à 1851?

P. 85. Que doit-on à un menuisier qui a fait un secrétaire de 175 fr, une armoire de 75 fr, et une table ronde de 18 fr?

P. 86. Deux villages payent ensemble 2 954 fr de contributions; si le premier village paye 1 295 fr, quelle est la part du second?

P. 87. Lorsque Constantine avait 35 000 habitants, Alger en avait 100 000, Oran 35 000, et Bône 10 000 ; quelle était la population totale de ces quatre villes ?

* P. 88. Dans une maison qui a coûté 17 200 francs d'achats, on a fait pour 750 francs de réparations ; combien faut-il la revendre pour gagner 12 000 fr ?

P. 89. Un marchand a reçu 3 pièces de drap, une de 118 mètres, une de 85, et la troisième de 78 ; combien a-t-il reçu de mètres ?

P. 90 Une pièce de ruban est longue de 315 mètres ; dites ce qu'il en reste après qu'on en a détaché 97 mètres.

P. 91. En 1851, la population de la Russie était de 61 350 000 habitants ; de combien dépassait-elle celle de la France, qui était de 35 750 000 habitants ?

* P. 92. Une personne pieuse a une fortune de 15 860 fr ; elle lègue 6 700 fr à ses parents, 5 400 fr à une communauté et le reste aux pauvres ; combien ces derniers recevront-ils ?

P. 93. Un ouvrage se compose de 4 volumes. Le premier a 526 pages, le deuxième 478, le troisième 484, et le quatrième 508 ; combien y a-t-il de pages dans cet ouvrage ?

P. 94. Quelle est la population d'un canton composé de 4 communes, si la première a 978 habitants, la deuxième 1 138, la troisième 1 309, et la quatrième 1 589 ?

P. 95. Il y avait, en 1851, 133 000 habitants à Bordeaux et 48 000 à Orléans ; de combien la population de Bordeaux surpassait-elle celle d'Orléans ?

P. 96. Un père laisse par testament sa fortune à ses trois enfants : l'aîné a 15 750 fr, le cadet 13 800, le plus jeune 11 760 ; quelle était la fortune du père ?

P. 97. Une personne place à la caisse d'épargne : 1° une somme de 188 fr, 2° 160 fr, 3° 218 fr ; combien a-t-elle placé en tout ?

P. 98. Sigismond possède une fortune de 18 930 fr ; quelle est celle d'Octave, qui surpasse celle de Sigismond de 5 980 fr ?

P. 99. Dans la 1re classe d'une école il y a 58 élèves, dans la 2e 65, dans la 3e 78, dans la 4e 85, et dans la 5e 95 ; combien y a-t-il d'élèves dans cette école ?

PROBLÈMES SUR LA MULTIPLICATION

P. 100. Quel est le nombre de billes contenues dans 6 sacs qui en ont chacun 247 ?

P. 101. Combien faut-il de noisettes pour remplir 8 sacs qui peuvent en contenir chacun 450 ?

P. 102. Quel est le nombre de pommes contenues dans 7 paniers de chacun 278 ?

P. 103. Combien peut-on mettre d'élèves sur 18 bancs de chacun 8 places ?

P. 104. Combien a-t-on tiré de coups de canon pendant 6 heures, à 120 coups par heure ?

P. 105. Quel est le nombre de personnes qu'un bateau transporte par jour, s'il fait 6 voyages de chacun 274 personnes ?

P. 106. Pendant le siège d'une ville, les assiégeants ont lancé 625 bombes par jour; quel est le nombre de bombes qui ont été lancées pendant 5 jours ?

P. 107. Combien y a-t-il de jours dans 7 années de 365 jours ?

P. 108. Combien y a-t-il de jours dans 24 semaines, chacune étant de 7 jours ?

P. 109. Une famille dépense 8 fr par jour; que dépense-t-elle pendant 169 jours ?

P. 110. Dans un jour il y a 24 heures; combien y a-t-il d'heures dans une semaine ou 7 jours ?

P. 111. Combien y a-t-il d'heures dans un mois de 31 jours ?

P. 112. Combien y a-t-il d'heures dans une année de 365 jours ?

P. 113. Un ouvrier travaille 12 heures par jour; combien a-t-il travaillé d'heures en 25 jours ?

P. 114. Que doit-on payer pour 34 stères de bois à 17 fr. le stère ?

P. 115. Si un convoi de chemin de fer est composé de 27 wagons pesant, terme moyen, chacun 2 500 kilog, quel est le poids total du convoi ?

P. 116. Quelle est la valeur d'une prise qui a été partagée entre 145 matelots, si chacun d'eux a reçu 87 fr ?

P. 117. Quel est le prix de 245 kilog de mercure à 14 fr le kilog ?

P. 118. Une maison a 75 croisées de chacune 12 carreaux ; quel est le nombre des carreaux de cette maison ?

P. 119. La roue d'un moulin fait 27 tours en une minute ; combien en fait-elle en 45 minutes ?

P. 120. Quel est le nombre de lignes contenues dans un ouvrage ayant 450 pages de chacune 45 lignes ?

P. 121. Combien y a-t-il de lettres dans une page d'impression ayant 42 lignes de chacune 43 lettres ?

P. 122. Combien y a-t-il de lettres dans une page d'écriture de 18 lignes de chacune 54 lettres ?

P. 123. Un commis gagne 45 fr par mois ; quel est son traitement annuel ?

P. 124. Que doit-on payer pour 219 moutons à 14 fr la pièce ?

P. 125. Dans une fabrique on brûle 27 chandelles par jour ; combien en brûle-t-on dans 42 jours ?

P. 126. Quelle est la longueur totale de 195 paquets de fil de fer, si chaque paquet a 75 mètres ?

P. 127. Que doit-on payer pour 47 chevaux à 724 fr l'un ?

P. 128. Quel est le prix de 275 mètres de damas à 29 fr le mètre ?

P. 129. Quelle somme doit recevoir un cultivateur pour 46 hectolitres de blé à 19 fr. l'hectolitre ?

P. 130. Une malle-poste parcourt 15 kilomètres par heure ; quel chemin parcourt-elle en 18 heures ?

P. 131. Que doit-on payer pour 14 fauteuils à 45 fr l'un ?

P. 132. Que doit-on payer pour 17 volumes à 13 fr l'un ?

P. 133. Un stère de bois coûte, à Paris, 18 fr ; quel est le prix de 24 stères ?

P. 134. Que doit-on payer pour 29 pièces de ruban à 14 fr la pièce ?

P. 135. Quel est le prix de 36 douzaines de canifs à 18 fr la douzaine ?

P. 136. Quel est le prix de 45 rames de papier cavalier à 13 fr la rame ?

P. 137. Quel est le nombre de litres contenus dans 25 tonneaux de chacun 160 litres ?

P. 138. Que faut-il payer pour 27 tableaux à 75 fr la pièce ?

P. 139. Que faut-il payer pour 145 montres à 125 fr la pièce ?

PROBLÈME SUR L'ADDITION

LA SOUSTRATION ET LA MULTIPLICATION

P. 140. Quelqu'un a compté 942 poires sur un arbre ; combien en restera-t-il, si l'on en cueille 579?

P. 141. Combien y a-t-il de poires sur un arbre, si l'on en cueille 345 et s'il en reste 407?

P. 142. Quel est le nombre d'oranges contenues dans deux caisses, si la première en a 345, et la seconde 367?

* P. 143. Deux caisses d'oranges en contiennent, la première 345, et la seconde 542; si l'on en prend 47 de la seconde pour les mettre dans la première, combien y en aura-t-il dans chacune?

P. 144. Deux caisses d'oranges en contiennent, la première 476, et la seconde 504 ; combien faut-il en mettre dans la première caisse pour qu'elle en ait autant que la seconde?

* P. 145. Deux caisses d'oranges en contiennent, la première 380, et la seconde 406 : combien faut-il mettre d'oranges de la seconde caisse dans la première pour que la première en ait 400?

P. 146. Un marchand reçoit quatre commandes de chacune 450 bouteilles ; il fait deux envois de chacun 370 bouteilles ; combien en doit-il livrer encore?

* P. 147. Quel est le nombre de personnes que peut transporter un train de 25 wagons ayant chacun 40 places ?

* P. 148. Quel est le nombre de voyageurs que peut transporter une diligence, sachant que le coupé a 3 places, l'intérieur 6, la rotonde 8, et l'impériale 3?

* P. 149. Combien manque-t-il d'élèves à une classe qui a 75 places, si les élèves présents sont répartis sur 8 tables à raison de 9 par table?

P. 150. Quel est le nombre de sacs de blé contenus dans 8 voitures qui en transportent chacune 18?

P. 151. Quel est le nombre de planches contenues dans 2 voitures, si la première en a 240, et la seconde 275?

P. 152. Une voiture transporte 375 planches ; combien en restera-t-il, si l'on en retire 89?

P. 153. Deux frères se partagent 2 424 volumes ; si l'aîné a 1 875 volumes, quelle sera la part du cadet?

P. 154. Quel est le nombre de couteaux contenus dans 18 boîtes de chacune 12 couteaux ?

P. 155. Dans un hospice on entretient 245 pauvres; combien leur distribue-t-on de chemises par an, à raison de 5 pour chacun ?

P. 156. Dans un hospice on entretient 245 pauvres; combien leur distribue-t-on de paires de bas par an, à raison de 3 paires pour chacun ?

P. 157. Quel est le nombre de chandelles contenues dans 24 paquets de chacun 6 chandelles ?

P. 158. Que doit-on payer pour 57 couvertures à 9 fr la pièce ?

P. 159. Combien coûtent 15 chemises à 3 fr la pièce ?

P. 160. Que doit-on payer pour 19 douzaines de mouchoirs à 4 fr la douzaine ?

P. 161. Quelle est la charge d'une voiture de blé qui porte 18 sacs de blé pesant chacun 210 kilogrammes ?

P. 162. Quel est le nombre de figues contenues dans 18 paniers qui en contiennent chacun 125 douzaines ?

P. 163. Quel est le nombre de carreaux contenus dans 24 croisées de chacune 24 carreaux ?

P. 164. Quelle est la valeur d'une somme en or qui se compose de 87 pièces de 10 fr ?

P. 165. Quelle est la valeur d'une somme en argent qui se compose de 247 pièces de 5 fr ?

P. 166. Quel est le nombre de fagots contenus dans 6 voitures, si une voiture transporte 65 fagots ?

P. 167. Quel est l'effectif d'une flottille qui se compose de 9 vaisseaux portant chacun 450 hommes ?

P. 168. Combien faut-il ajouter d'hommes à un détachement de 765 hommes, pour le porter à 1 188 ?

P. 169. Quel est le total de l'âge de 4 personnes d'une famille, si la 1re a 46 ans, la 2e 40 ans, la 3e 18 ans, et la 4e 9 ans ?

P. 170. Un homme respire 19 fois par minute; combien respirera-t-il de fois dans une heure ou 60 minutes ?

* P. 171. Un homme respire 22 fois par minute; combien respire-t-il de fois dans un jour, le jour étant de 24 heures, et l'heure de 60 minutes ?

P. 172. Quel est le nombre d'ardoises qui recouvrent un toit, si ces ardoises forment 175 rangées de chacune 178 ?

P. 173. Quel est le nombre de chaises contenues dans une salle, si l'on y compte 68 rangées de chacune 47 chaises?

P. 174. Une feuille a 12 images; combien y a-t-il d'images dans un rouleau de 18 feuilles?

P. 175. Quel est le nombre de volumes contenus dans 8 caisses, si chacune en a 274?

P. 176. Un marchand vend 645 assiettes: il en livre 340 une première fois, et 178 une seconde; combien en doit-il livrer encore?

P. 177. Une personne transporte 2 704 bouteilles; combien en a-t-elle cassé en route, si elle n'en peut livrer que 2 597?

* P. 178. Un chapelier reçoit deux commandes, l'une de 450 chapeaux, et l'autre de 250: il en livre 575; que doit-il envoyer encore?

P. 179. Dans une classe de 72 élèves, chaque écolier a 9 livres; combien ont-ils de livres en tout?

* P. 180. Une marchande avait 500 œufs; elle en vend 13 douzaines; combien lui en reste-t-il?

* P. 181. Un panier contient 146 œufs; on en ajoute 17 douzaines; combien y en a-t-il ensuite?

P. 182. Quel est l'effectif d'une armée qui se compose de 14 700 hommes d'infanterie, 3 800 de cavalerie, 2 160 d'artillerie, et 1 140 de train?

* P. 183. En battant le blé avec un fléau, un ouvrier frappe 37 coups par minute; combien en frappe-t-il dans une journée de 10 heures?

P. 184. Si un tas de 25 gerbes de blé donne en moyenne 130 litres de grain; combien 95 tas semblables donneront-ils de litres?

P. 185. La ville de Paris a consommé en une année pour 1 345 600 fr de fromage et pour 7 889 540 fr de volailles; à combien s'élève la dépense pour ces deux objets?

P. 186. La ville de Paris a consommé en une année pour 1 345 600 fr de fromage et pour 5 498 060 fr de poisson; combien la dépense en poisson a-t-elle dépassé celle en fromage?

P. 187. Sachant que la ville de Paris a consommé en une année pour 8 753 900 fr de volailles et pour 5 498 060 de poisson, dites de combien la dépense en volailles dépasse celle en poisson.

P. 188. Pendant la 1re semaine de novembre 1854,

Eugène a obtenu 125 bonnes notes, 130 la 2e semaine, 107 la 3e semaine, et 132 la 4e; combien de bonnes notes a-t-il obtenues pendant ce mois?

* P. 189. Six cordiers ont fait: le 1er 7 856 mètres de corde, le 2e 785, le 3e 4 876, le 4e 4920, le 5e 8 320, le 6e 267; combien ont-ils fait de mètres?

P. 190. Pour défricher un terrain, un laboureur y a consacré une 1re fois 27 journées, une 2e fois 56 journées, et enfin une 3e fois 45 journées; en combien de journées de travail ce terrain a-t-il été défriché?

P. 191. Le chemin de fer du Nord a 292 kilom., celui de Paris au Havre 229, celui de Paris à Strasbourg 501, celui de Paris à Orléans 122; quelle est la longueur totale de ces voies ferrées?

* P. 192. Un père a 4 enfants; en les établissant, il donna au 1er 12 600 fr; au 2e 14 860 fr; au 3e 15 980 fr, et au 4e 18 500 fr; sachant qu'il lui reste 35 600 fr, dites à combien s'élevait sa fortune.

P. 193. Une heure étant de 60 minutes, on demande le nombre de minutes contenues dans 27 heures.

* P. 194 Un ouvrier économise 2 fr par jour de travail; combien aura-t-il économisé au bout de 3 années de chacune 305 jours de travail?

P. 195. Il y a déjà 15 780 tuiles de placées sur une halle, et les couvreurs assurent que les toits en contiendront 29 fois plus; combien y aura-t-il de tuiles?

P. 196. La plus haute pyramide d'Égypte est élevée de 160 mètres; de combien dépasse-t-elle la colonne Vendôme, qui n'a que 45 m. de hauteur?

P. 197. Une malle-poste franchit 295 mètres par minute; à quelle distance du point de départ sera-t-elle après une marche de 50 minutes?

P. 198. Sur le montant de sa semaine un ouvrier met 18 fr. de côté; combien d'économie aura-t-il après 52 semaines?

P. 199. De combien le mont Himalaya est-il plus élevé que le mont Blanc, la hauteur du premier étant de 7 821 mètres, celle du second n'étant que de 4 810 m?

P. 200. Les 75 élèves qui composent une seconde classe doivent chacun écrire une page de 18 lignes; combien se fera-t-il de lignes dans cette classe?

* P. 201. Combien un ouvrier gagne-t-il par an, s'il dépense 850 fr, et s'il économise 560 fr?

PROBLÈMES SUR LA DIVISION

P. 202. Combien aura-t-on de volumes pour 69 fr, à 3 fr. le volume?

P. 203. Quel est le prix d'une bouteille de vin, lorsque 345 bouteilles coûtent 690 fr?

P. 204. Combien aura-t-on de chapeaux pour 360 fr, à 8 fr la pièce?

P. 205. Combien aura-t-on de casquettes de 2 fr, avec une somme de 426 fr?

P. 206. Quel est le prix d'un chapeau, lorsque 12 se vendent 108 fr?

P. 207. Quel est le prix d'une chaise, lorsque 45 chaises coûtent 180 fr?

P. 208. Avec une somme de 231 fr, combien aura-t-on de chaises du prix de 3 fr?

P. 209. Une famille dépense 7 fr par jour; dans combien de jours aura-t-elle dépensé 175 fr?

P. 210. Une famille dépense 702 fr en 78 jours; quelle est sa dépense par jour?

P. 211. Un ouvrier travaille 12 heures par jour; combien mettra-t-il de jours pour travailler 420 heures?

P. 212. Un ouvrier a fait 275 heures de travail en 75 jours; combien d'heures travaillait-il par jour?

P. 213. Le stère de bois coûte, à Paris, 18 fr; combien aura-t-on de stères pour 756 fr?

P. 214. Lorsque 54 stères de bois coûtent 972 fr, quel est le prix du stère?

P. 215. Un commis gagne 600 fr. par an; que gagne-t-il par mois?

P. 216. Un commis qui gagne 45 fr. par mois a reçu 360 fr; pour combien de mois a-t-il été payé?

P. 217. Combien y a-t-il d'heures dans 840 minutes, l'heure étant de 60 minutes?

P. 218. Un canon tire 120 coups par heure; combien mettra-t-il d'heures pour tirer 1 680 coups?

P. 219. Combien faut-il de sacs capables de contenir chacun 248 noix pour recevoir 5 952 noix?

P. 220. On remplit 14 paniers égaux avec 4 844 pommes; quelle est la contenance de chaque panier?

P. 221. Combien faut-il de pièces d'or de 40 fr pour former une valeur de 4 040 francs?

P. 222. Combien faut-il de pièces d'or de 20 fr pour former une valeur de 6 040 fr?

P. 223. Combien faut-il de pièces d'or de 10 fr pour former une valeur de 4 750 fr?

P. 224. Combien faut-il de pièces de 5 fr pour former une valeur de 4 795 fr?

P. 225. Combien faut-il de pièces de 2 fr pour former une valeur de 6 924 fr?

P. 226. Combien faut-il de pièces de 1 fr. pour former une valeur de 976 fr?

P. 227. Une somme en or de 14 600 fr est composée de 365 fois la même pièce d'or; quelle est cette pièce?

P. 228. Une somme de 4 795 fr est formée de 959 fois la même pièce d'argent; quelle en est la valeur?

P. 229. Une malle-poste a parcouru 396 kilom. en 22 heures; qu'a-t-elle parcouru en 1 heure?

P. 230. Combien faudra-t-il d'heures à une voiture qui fait 14 kilom. à l'heure pour parcourir 352 km?

P. 231. Douze caisses pèsent ensemble 1 872 kilog; quel est le poids d'une caisse?

P. 232. Une pièce de drap contenant 48 mètres coûte 672 fr; quel est le prix du mètre?

P. 233. Un ouvrier a gagné 184 fr en 46 jours; combien a-t-il gagné par jour?

P. 234. Un ouvrier gagne 6 fr par jour; combien lui faudra-t-il de jours pour gagner 630 fr?

P. 235. Combien faut-il de pièces de vin de 250 litres pour recevoir une récolte de 31 000 litres?

P. 236. Combien de jours a travaillé un ouvrier qui a reçu 124 fr à raison de 4 fr par jour?

P. 237. Une récolte de 69 540 litres se trouve répartie en 305 tonneaux; dites la contenance d'un tonneau.

P. 238. Le kilog de tabac coûte 8 fr; combien en aura-t-on de kilog pour 720 fr?

P. 239. Combien faut-il de semaines pour payer une somme de 325 fr, si l'on donne 13 fr par semaine?

P. 240. Que faut-il donner chaque semaine pour acquitter en 14 semaines une dette de 756 fr?

* P. 241. Combien faudra-t-il de jours à un écrivain pour copier un livre de 720 pages, s'il en copie 3 par heure, et s'il travaille 12 heures par jour?

PROBLÈMES SUR LES QUATRE RÈGLES

P. 242. Trois joueurs ont perdu, l'un 115 fr, un autre 92 fr, et le troisième 40 fr; que doivent-ils débourser?

P. 243. Un débiteur devait 4 050 fr à son créancier: il lui donne 380 fr; combien lui doit-il encore?

P. 244. Un bateau fait 6 voyages par jour, et transporte chaque fois 98 personnes; quel est le nombre de personnes transportées dans un jour?

P. 245. Un marchand de bois a acheté 270 arbres pour 4 590 fr; quel est le prix d'un arbre?

P. 246. Dans un arsenal il y a 92 piles de chacune 3 400 boulets; dites le nombre total des boulets.

P. 247. Louis XIV monta sur le trône en 1643, et mourut en 1715; combien d'années a-t-il régné?

P. 248. Dites la durée de la dynastie mérovingienne, sachant qu'elle a occupé le trône de 420 à 752.

P. 249. La dynastie carlovingienne a commencé en 752 et a occupé le trône 235 ans; dites l'année de sa fin.

* P. 250. Si un canif coûte 3 fr, quel est le prix d'une grosse, ou de 144 canifs?

P. 251. Huit pièces contiennent ensemble 840 litres d'eau-de-vie; quelle est la contenance d'une pièce?

P. 252. Six personnes se partagent une succession de 1 173 072 fr; quelle est la part de chacune?

P. 253. Si un hectare de terre coûte 1 551 fr, combien coûteront 25 hectares?

P. 254. Quinze balles de coton pèsent 5 655 kilog; quel est le poids de chaque balle?

P. 255. Une personne qui devait 18 450 fr a payé 7 450 fr; que doit-elle encore?

P. 256. Un ouvrier en 12 jours a travaillé 120 heures; combien travaillait-il d'heures par jour?

P. 257. La veille d'un combat, une armée comptait 80 000 hommes, le lendemain elle n'en avait plus que 60 785; combien cette armée avait-elle perdu d'hommes?

P. 258. Une armée comptait 56 000 hommes la veille d'un combat; le lendemain il lui en manquait 12 600; combien d'hommes restait-il à cette armée?

P. 259. Si un ouvrier reçoit 80 fr par mois, combien reçoit-il par an?

P. 260. On a acheté 15 couverts d'argent pour 540 fr; à combien revient le couvert?

P. 261. Si 1 mètre de drap coûte 14 fr, combien coûteront 100 m?

P. 262. Quelle somme faut-il pour payer 1 000 mètres de drap à 13 fr le mètre?

P. 263. Quel est le prix de 1 200 hectares de terre à 50 fr l'hectare?

P. 264. Quel est le prix de 1 500 stères de bois à 15 fr le stère?

P. 265. Pour 500 fr on a eu 100 kilog de dragées; quel est le prix du kilogramme?

P. 266. Un laboureur trace un sillon en 7 minutes; combien mettra-t-il de minutes pour en tracer 45?

P. 267. Que doit payer une ménagère qui a dépensé 4 fr chez le boulanger, 6 fr. chez le boucher, et 10 fr chez l'épicier?

* P. 268. Un négociant avait dans sa caisse 18 520 fr; il y a mis depuis 1 500 fr, ensuite 500 fr; quelle somme a-t-il actuellement en caisse?

P. 269. Quel est le nombre des volumes d'une bibliothèque qui a 16 rayons de chacun 279 volumes?

P. 270. Un libraire a 1 250 volumes d'une première part, 795 d'une seconde part, et 5 425 d'une troisième part; dites combien il en a en tout.

P. 271. Dix mètres de drap coûtent 120 fr; quel est le prix du mètre?

P. 272. Un ouvrier reçoit 250 fr pour 50 jours de travail; quel est le prix de sa journée?

P. 273. Une mère partage 342 noix entre ses trois enfants; combien chaque enfant en reçoit-il?

P. 274. Jules a gagné 920 bons points en 8 mois; dites combien il en a gagné en moyenne par mois.

P. 275. Quarante-cinq volumes d'un ouvrage coûtent 540 fr; quel est le prix d'un volume?

P. 276. Si un couvert d'argent coûte 35 fr, combien en aura-t-on pour 630 fr?

P. 277. Si un couvert d'argent coûte 38 fr, quel est le prix de 25 couverts semblables?

P. 278. Combien faut-il de vaisseaux pour embarquer 6 840 hommes, si l'on met 1 368 hommes par vaisseau?

P. 279. Que doit payer un voyageur qui a séjourné 18 jours dans une hôtellerie, à raison de 8 fr par jour?

P. 280. Un voyageur ayant séjourné 40 jours dans une ville y a dépensé 280 fr; dites sa dépense journalière.

P. 281. Une personne partage 600 fr entre 20 personnes; quelle est la part de chacune?

P. 282. Un ouvrier gagne 4 fr par jour; combien gagnera-t-il en 55 jours?

P. 283. Une fontaine donne 125 litres d'eau par heure; combien en donnera-t-elle en 24 heures?

P. 284. La pièce de 1 fr pèse 5 grammes; que pèsent 3650 pièces de 1 fr?

P. 285. Quatorze cents litres de vin sont contenus dans 5 pièces d'égale contenance; que contient chaque pièce?

P. 286. Un rentier peut dépenser 25 fr par jour; que peut-il dépenser dans une année de 365 jours?

P. 287. Quel nombre de points Gustave peut-il gagner pendant 18 jours, à raison de 25 par jour?

P. 288. Quelle est la longueur totale de 15 pièces de drap ayant chacune 24 mètres de longueur?

P. 289. Combien Edmond possède-t-il de billes, s'il a 5 sacs de chacun 125 billes?

P. 290. Oscar a 840 billes renfermées par égale part dans 4 sacs; combien y en a-t-il dans chaque sac?

P. 291. Une feuille d'impression in-18 a 36 pages; combien 1 volume de 15 feuilles a-t-il de pages?

P. 292. Alfred dépense 5 fr. par jour; combien dépensera-t-il dans une année de 365 jours?

P. 293. Si une pièce de vin contient 250 litres, quelle est la contenance de 55 pièces semblables?

P. 294. On a mis 345 litres de vin dans un tonneau, et on peut encore y mettre 135 litres; dites la contenance de ce tonneau.

P. 295. Un négociant a dans sa caisse 6702 fr; s'il en dépense 879, combien lui restera-t-il?

P. 296. Un voyageur fait 1386 kilom. en 33 jours; combien de kilom. parcourt-il en moyenne par jour?

P. 297. Une fontaine a donné 30 litres d'eau en 1 heure; en combien de temps donnerait-elle 600 litres?

P. 298. En 1851, Londres avait 1870727 habitants, et Paris 1100000; de combien la population de Londres surpassait-elle celle de Paris?

P. 299. On a vendu 49 mètres de coutil d'une pièce qui en contenait 75; combien en reste-t-il?

P. 300. Pour 1 fr on a eu 465 grammes de sucre; combien en aura-t-on pour 30 fr?

P. 301. Ernest avait 7 ans à son entrée à l'école des Freres; il est resté 2 ans à la 3e classe, 1 an à la 2e, 4 ans à la 1re; dites à quel âge il est sorti de l'école.

P. 302. Une cuve pleine contient 7 280 litres de vin; combien peut-elle remplir de tonneaux de 280 litres?

P. 303. Un mètre d'ouvrage coûte 39 fr; combien fera-t-on de mètres de cet ouvrage pour 19 305 fr?

* P. 304. Sur une certaine somme, 172 personnes ont reçu chacune 18 fr, il en reste encore 15 fr; quelle est cette somme?

P. 305. Un voyageur a fait 864 kilom. en 24 jours; quel chemin a-t-il fait chaque jour?

P. 306. On a fait exécuter 173 mètres d'ouvrage à raison de 18 fr le mètre; que doit-on?

P. 307. Un ouvrier peut faire 38 mètres d'ouvrage par jour; combien en fera-t-il en 312 jours?

P. 308. Léon est né en 1838; dites quel était son âge en 1853.

P. 309. Henri est né en 1835; en quelle année aura-t-il 70 ans?

P. 310. Un père avait 28 ans à la naissance de son fils; quel sera l'âge du fils quand le père aura 68 ans?

P. 311. Auguste est né en 1804, il a vécu 44 ans; quelle est l'année de sa mort?

P. 312. Un père avait 35 ans à la naissance de son fils; quel sera l'âge du fils quand le père aura 77 ans?

P. 313. Oscar vint au monde lorsque son père avait 27 ans, et il en avait 33 à la mort de son père; combien le père a-t-il vécu?

P. 314. Un père a 67 ans, et son fils 23; quel âge avait le père à la naissance de son fils?

P. 315. Une personne est morte en 1853, âgée de 38 ans; quelle est l'année de sa naissance?

P. 316. Léon a eu 30 ans en 1853; quel âge avait alors son père, qui a 27 ans de plus que lui?

* P. 317. Nathan a eu 23 ans en 1850; quel âge avait-il en 1841?

* P. 318. Émile est né en 1803; combien d'années après 1819 a-t-il eu 47 ans?

P. 319. Dans 19 ans, Ernest aura 27 ans; quel âge a-t-il aujourd'hui?

P. 320. Christophe Colomb avait 51 ans lorsqu'il découvrit l'Amérique en 1492; dites la date de sa naissance.

P. 321. La 1re race des rois de France a fourni 22 rois, la 2e en a fourni 13, et la 3e 36; combien ces 3 dynasties ont-elles donné de rois?

P. 322. La 1re race des rois de France a donné 22 rois, et la 2e n'en a donné que 13; combien est-ce de moins que la 1re?

P. 323. Louis IX, monté sur le trône de France en 1226, est mort en 1270; quelle est la durée de son règne?

P. 324. Henri IV est monté sur le trône en 1589, et il a régné 21 ans; dites l'année de sa mort.

P. 325. Louis XIV est monté sur le trône à l'âge de 5 ans, et il a régné 72 ans; quel âge avait-il à sa mort?

* P. 326. Le déluge a eu lieu 3 308 ans avant J.-C.; combien s'est-il écoulé d'années depuis cet événement jusqu'à la mort de Louis XIV, en 1715 après J.-C.?

* P. 327. La ville de Rome a été fondée l'an 753 avant J.-C.; quelle était la durée de son existence en 1840?

P. 328. Quel temps s'est écoulé entre l'invention de l'imprimerie et celle de la poudre à canon, l'imprimerie datant de 1445, et la poudre de 1474?

P. 329. Depuis combien d'années l'Amérique était-elle connue en 1840, la découverte datant de 1492?

P. 330. Moïse naquit 2 873 ans après la création, et mourut âgé de 120 ans; quelle est la date de la mort de ce saint patriarche?

P. 331. En partageant une somme entre 28 personnes, chacune a reçu 365 fr; quelle est cette somme?

P. 332. Un négociant a vendu 25 904 fr le café qui lui avait coûté 18 072 fr; quel est son bénéfice?

P. 333. Martin a mangé 27 noisettes à son déjeuner, 35 à son dîner, et 48 à son souper; combien de noisettes a-t-il mangées dans sa journée?

P. 334. Un père a laissé 25 840 fr à chacun de ses 3 enfants; quelle était sa fortune?

P. 335. Un ouvrage de 376 mètres a été fait en 8 jours; combien de mètres a-t-on faits chaque jour?

P. 336. Vingt-cinq personnes ont 47 325 fr à se partager; combien revient-il à chacune?

P. 337. Une personne a payé 7 475 fr, elle doit encore 8 532 fr; combien devait-elle?

P. 338. Un écolier a 85 billes; il en avait seulement 38 avant de jouer; combien en a-t-il gagné?

P. 339. On veut distribuer 1 196 fr à 23 pauvres; combien chacun aura-t-il?

P. 340. Un homme devait 17 834 fr; il a déjà payé 9 473 fr; combien doit-il encore?

P. 341. Une machine file 13 kilog de coton par heure; combien en file-t-elle en 12 heures?

P. 342. Un ouvrage de 5 550 mètres doit être réparti entre 37 ouvriers; quelle sera la tâche de chacun?

P. 343. On a payé 406 fr pour 29 mètres de drap; quel est le prix du mètre?

P. 344. Un kilog de marchandise coûte 97 fr; combien coûtent 214 kg?

P. 345. Une pièce de calicot de 126 mètres de longueur doit être coupée en 7 morceaux égaux; quelle sera la longueur de chaque morceau?

P. 346. Quelle était la dette de Pierre, si, après avoir payé 840 fr, il doit encore 277 fr?

P. 347. Le siège d'une ville a duré 45 jours, et les assiégeants ont lancé 13 365 bombes sur cette ville; combien en ont-ils lancé, en moyenne, par jour?

P. 348. Que doit payer un tailleur qui a acheté 55 mètres de drap à 18 fr le mètre?

P. 349. A combien revient le mètre de drap, si pour 360 fr on en a 40 m?

P. 350. Un tailleur pose 18 boutons à un habit; combien en posera-t-il à 235 habits?

P. 351. Pour 25 habits un tailleur a employé 375 boutons; combien en a-t-il employé par habit?

P. 352. Un train de marchandises parcourt 375 mètres par minute; combien mettra-t-il de minutes pour parcourir 16 125 m?

P. 353. En 12 jours, un homme a fait 216 mètres d'ouvrage; combien a-t-il fait de mètres par jour?

P. 354. Un brocanteur achète un meuble 428 fr, et il le revend 489; quel est son gain?

P. 355. Pour aller à son travail et en revenir, un ouvrier fait 4 769 mètres par jour; s'il a fait ce trajet depuis 65 jours, combien a-t-il parcouru de m?

P. 356. Pour le service d'une battérie il faut 122 hommes; combien en faut-il pour 25 batteries?

* P. 357. Un relieur a 640 volumes à relier à raison de 40 centimes le volume; s'il fait cet ouvrage en 40 jours, quel sera le prix de sa journée?

P. 358. Le balancier d'une pendule fait 60 oscillations par minute; combien en fera-t-il en 50 minutes?

P. 359. Une maison a coûté 12800 fr; sachant qu'on y a fait pour 860 fr de réparations, dites à combien s'élève le prix de cette maison.

P. 360. Une classe possède 7 cartons renfermant chacun 125 modèles de dessin; combien y a-t-il de modèles?

P. 361. Il y a dans une école 530 modèles d'écriture qui sont également répartis en 5 cases; dites combien il y en a dans chaque case.

P. 362. En 3 jours, un homme a fait un voyage; le 1er jour il a marché 10 heures, le 2e 8 heures, et le 3e 6 heures; pendant combien d'heures a-t-il marché?

** P. 363. Un laboureur a 2304 sillons à tracer; s'il travaille 8 heures par jour et s'il met 5 minutes pour 1 sillon, combien de jours durera son travail?

P. 364. Un général fait distribuer 1225000 cartouches à 35000 soldats; quelle est la part de chaque soldat?

P. 365. Un général fait distribuer 50 cartouches à chacun des soldats d'un détachement de 45600 hommes; combien de cartouches a-t-on distribuées en tout?

* P. 366. Un général a 9 bataillons de chacun 560 hommes; il fait distribuer 40 cartouches à chaque soldat; combien de cartouches a-t-il fait distribuer?

* P. 367. Un général a fait distribuer 110000 cartouches à 5 bataillons composés chacun de 550 hommes; combien chaque soldat a-t-il reçu de cartouches?

P. 368. La 1re salle d'un hôpital a 53 malades, la 2e en a 40, et la 3e 28; combien y en a-t-il en tout?

P. 369. Un pépiniériste a vendu 375 arbres pour 1500 fr; à combien revient un arbre?

P. 370 Un négociant met dans sa caisse vide 6750 fr; s'il en retire ensuite 2308 fr, dites ce qui reste.

P. 371. Un épicier revend 578 fr les marchandises qu'il avait payées 319 fr; que gagne-t-il?

P. 372. Benoît a emprunté 857 fr, il a déjà rendu 548 fr; combien en doit-il encore?

P. 373. Le siège d'une ville a duré 57 jours; combien les assiégés ont-ils reçu de bombes, à raison de 365 par jour?

P. 374. Une roue fait 15086 tours en une heure, une autre en fait 11795; combien est-ce de moins?

P. 375. Combien peut dépenser par jour un rentier qui jouit d'un revenu annuel de 18 250 fr?

* P. 376. Un boucher achète 28 bœufs pour 6 000 fr; il les revend, et gagne 50 fr par bœuf; quel est son bénéfice total?

* P. 377. Pierre doit 168 fr; il donne d'abord 62 fr, ensuite 53 fr; combien lui reste-t-il à payer?

P. 378. Que doit débourser un boucher qui achète 35 bœufs à 415 fr. chacun?

P. 379. Un cultivateur vend 415 moutons à 12 fr chacun; combien lui est-il dû?

P. 380. Un marchand achète 258 moutons; en les revendant, il perd 3 fr par mouton; quel est le total de sa perte?

* P. 381. Ernest reçoit 2 fr pour acheter 3 kilog de pain à 0 fr 32 c le kg, et 2 chandelles à 0 fr 15 c pièce; combien d'argent doit-il rapporter?

P. 382. Que doit débourser un épicier pour solder 18 caisses de marchandises, si chacune lui coûte 59 fr?

P. 383. Il y a dans un arsenal 1 854 600 boulets répartis en 120 piles; combien y a-t-il de boulets dans chaque pile?

P. 384. Que doit-on payer pour un travail de 35 jours, si la dépense journalière a été de 165 fr?

P. 385. Le mètre de drap coûte 17 fr; que coûtent 52 m?

P. 386. Le litre de vin coûte 0 fr. 80 c; que doit-on payer pour 640 litres?

P. 387. Avec 22 500 fr combien aura-t-on de mètres de toile à 3 fr le mètre?

P. 388. Le kilog de sucre coûte 1 fr 65; que doit-on payer pour 95 kg?

P. 389. Un travail de 45 jours a occasionné une dépense de 8 325 fr; quelle a été la dépense journalière?

P. 390. Un joueur a gagné 119 fr; la veille il en avait perdu 200; quelle est encore sa perte?

P. 391. Combien coûteront 1 200 verres à 0 fr 10 c le verre?

P. 392. Pour faire 15 mètres d'ouvrage, un ouvrier met un jour; combien emploiera-t-il de jours pour en faire 75 m?

* P. 393. Quel est le poids d'une caisse qui contient 35 paquets de chandelles pesant chacun 2 kilog, sachant que la caisse vide pèse 12 kg?

P. 394. Dans un sac il y a 2 700 noisettes, et dans un 2e sac il y en a 3 500; combien dans les 2 sacs?

P. 395. Une pièce de vin coûte 211 fr; combien faut-il la revendre pour gagner 35 fr?

P. 396. Une pièce de vin coûte 192 fr; combien a-t-on perdu en la revendant 175 fr?

P. 397. Jean a dépensé 400 fr, perdu 24, prêté 150, et il lui reste encore 157 fr; quelle somme avait-il?

P. 398. Combien s'est-il écoulé d'heures dans 2 années consécutives, l'une de 365 jours, l'autre de 366 jours?

P. 399. Combien peut-on mettre de personnes dans une salle qui renferme 80 banquettes de 25 places?

P. 400. Une personne économise 15 fr par semaine; combien aura-t-elle économisé dans 40 semaines?

P. 401. Un ouvrier a mis 50 jours pour faire un ouvrage, combien 5 ouvriers auraient-ils mis de jours?

P. 402. Un entrepreneur reçoit pour la bâtisse d'une maison 18 650 fr; sachant qu'il a déboursé 12 090 fr pour payer les matériaux et la main-d'œuvre, dites quel a été son bénéfice.

P. 403. Eugène reçoit 80 bons points pour son application; mais il en perd 35 par sa négligence; que lui reste-t-il?

P. 404. Que doit-on payer à un ouvrier pour 4 jours de travail à 4 fr par jour?

* P. 405. Un maître emploie 10 ouvriers à 6 fr, 15 à 5 fr, 20 à 4 fr, et 25 à 3 fr; les ouvriers ne travaillant pas le dimanche, quelle somme faut-il chaque semaine pour les payer?

P. 406. La population de la France, en 1850, était de 35 750 000 habitants; dites celle de l'Espagne, qui était inférieure à celle de la France de 21 650 000 habitants.

P. 407. Jean a 9 875 fr; que lui manque-t-il pour avoir 13 000 fr?

P. 408. Un pont a 8 arches de 12 mètres, y compris la largeur des piliers; quelle est sa longueur?

* P. 409. Un père laisse en mourant 8 500 fr à chacun de ses 4 garçons, et 6 500 fr à chacune de ses deux filles; quelle était sa fortune?

* P. 410. Cent trente-cinq pages d'écriture de 15 lignes chacune ont été faites par 45 élèves; combien chaque élève a-t-il fait de lignes?

* P. 411. Combien écriront de lignes 55 élèves qui doivent faire chacun 4 pages de chacune 18 lignes?

* P. 412. Un marchand a acheté 2 pièces de drap, de chacune 25 mètres, à raison de 15 fr le mètre; quelle somme doit-il?

P. 413. Que coûtent 25 mètres de drap à 16 fr le mètre?

P. 414. Lorsque 1 700 bouteilles de vin coûtent 2 040 fr, quel est le prix d'une bouteille?

* P. 415. Quelle somme faut-il pour payer 34 ouvriers qui ont travaillé chacun 29 jours à 4 fr par jour?

P. 416. Que faut-il payer pour 78 pièces de ruban à 12 fr la pièce?

P. 417. Un cheval tout harnaché a coûté nu 620 fr; il aurait coûté 350 fr; quel est le prix des harnais?

** P. 418. Un cheval tout harnaché a coûté 850 fr; il aurait coûté nu 380 fr; de combien le prix des harnais dépasse-t-il celui du cheval?

** P. 419. Un cheval tout harnaché a coûté 780 fr; il aurait coûté nu 460 fr; de combien le prix du cheval dépasse-t-il celui des harnais?

P. 420. Un ouvrier a reçu 13 fr 50 de salaire pour une semaine; que gagne-t-il par jour?

P. 421. Quatre pièces contiennent ensemble 1 280 litres de vin; combien chaque pièce en contient-elle?

P. 422. Une pièce de drap contient 25 mètres; qu'en contiennent 38 pièces semblables?

P. 423. Dans un département il y a eu 44 889 naissances, et dans un autre 22 875; combien y a-t-il eu de naissances en totalité?

* P. 424. Un chapelet brigitain a 70 grains; combien faut-il de grains pour trois douzaines de chapelets?

P. 425. Il faut 8 rouleaux de papier pour tapisser un appartement; combien en faudra-t-il pour tapisser 7 appartements semblables?

P. 426. Deux chasseurs ont tué 1 cerf, 4 lièvres, 15 perdrix, 10 bécasses et 18 cailles; combien de pièces de gibier ont-ils tuées?

P. 427. En 30 semaines de travail, un ouvrier a mis 600 fr de côté; combien a-t-il économisé par semaine?

P. 428. On compte dans une plantation 34 rangées de 25 arbres; combien y a-t-il d'arbres dans la plantation?

P. 429. Une batterie tire 80 coups par heure; combien de coups a-t-elle tirés pendant 23 heures?

P. 430. Une batterie d'artillerie a tiré 2 070 coups en 18 heures; combien a-t-elle tiré de coups par heure?

P. 431. Une batterie tire 94 coups à l'heure; combien lui faudra-t-il d'heures pour tirer 2 350 coups?

P. 432. Le pantalon de Georges coûte 3 fois autant que le gilet d'Anatole, qui vaut 9 fr 50; que coûte le pantalon de Georges?

P. 433. Un enfant est né le 1er janvier 1845, et il est mort âgé de 3 ans; combien de jours a-t-il vécu?

P. 434. Vingt-quatre associés ont gagné 18 552 fr; quelle est la part de chacun?

P. 435. Pour payer 28 ouvriers, il a fallu 2 100 fr; combien chaque ouvrier a-t-il reçu?

P. 436. Philippe, à son départ pour l'école, prend chaque jour 6 figues dans un panier; au bout de 35 jours il n'y a plus rien; combien y avait-il de figues?

P. 437. On veut conduire l'eau d'une source à une maison qui en est éloignée de 327 mètres; combien faudra-t-il de tuyaux de trois mètres de longueur?

P. 438. Le balancier d'une horloge a fait 1 600 oscillations en 40 minutes; combien en fait-il par minute?

P. 439. Combien y a-t-il de minutes dans 24 heures?

P. 440. Trois mille vingt-quatre noix ont été distribuées entre 36 enfants; combien chacun en a-t-il reçu?

P. 441. Dans une classe, 15 élèves ont reçu chacun 74 bons points; combien de points leur a-t-on distribués?

P. 442. Un domestique gagne 300 fr par an : combien a-t-il reçu au bout de 9 ans?

P. 443. Pendant 12 ans un domestique a reçu 3 180 fr pour tous ses gages; combien gagnait-il par an?

P. 444. Un malade s'est mis au lit le 1er mai, il ne s'est levé que le 1er août; combien est-il resté de jours au lit, mai ayant 31 jours, juin 30, et juillet 31?

** P. 445. Un ouvrage a duré 18 jours; quel jour l'avait-on commencé, si on l'a terminé le 23 mai et s'il s'est rencontré 2 dimanches?

P. 446. Si l'on partage 11 fr en trois parties égales, quelle sera la valeur de chaque part?

P. 447. Un ouvrier gagne 3 fr par jour; combien gagne-t-il par années de 309 jours de travail?

P. 448. Neuf associés ont gagné en un an 16 677 fr; quelle est la part du gain pour chaque associé?

* P. 449. Un marchand crie à 40 centimes le kilog d'allumettes chimiques; combien donnera-t-il de kilog pour 3 fr 20 c?

* P. 450. Que doit-on débourser pour l'achat de 6 kg d'allumettes à 20 cent le demi-kilog?

* P. 451. Un entrepreneur emploie 15 ouvriers à 4 fr par jour, 20 à 3 fr, et 24 à 2 fr; à combien s'élève par jour le salaire des ouvriers?

* P. 452. Un ouvrier s'est mis au travail à 4 heures du matin, il l'a quitté 10 heures après; quelle heure était-il?

** P. 453. Un domestique reçoit par an 730 fr; s'il a perdu 73 jours, quelle retenue subira-t-il?

P. 454. Combien y a-t-il de jours dans 3 000 heures?

P. 455. Un livre a 720 pages; combien y a-t-il de feuilles d'impression, chaque feuille donnant 24 pages?

P. 456. Soixante-quinze pièces de drap ont coûté 31 050 fr; quel est le prix d'une pièce?

P. 457. Sur une succession de 61 632 fr, chaque héritier a reçu 10 272 fr; combien y avait-il d'héritiers?

* P. 458. La cathédrale de Paris a été commencée en 1 162; combien d'années après 1829 aura-t-elle 879 ans d'existence?

P. 459. Le kilog de sucre coûte 1 fr 80; que coûtent 1 527 kilog?

P. 460. Quel est le nombre des vitres d'une maison qui compte 78 croisées de chacune 12 carreaux?

P. 461. Paul a perdu 35 billes, et il lui en reste encore 75; combien en avait-il?

P. 462. Un homme possède 5 489 fr; que lui manque-t-il pour posséder 8 000?

P. 463. Un vaisseau a encore 48 160 rations; on en consomme 860 par jour; pour combien de jours a-t-il de vivres?

P. 464. Un laboureur trace 15 sillons par heure; combien mettra-t-il d'heures pour 1 995 sillons?

P. 465. Un mur a 2 mètres 25 cent. de fondation et s'élève à 3 mètres 75 au-dessus du sol; quelle est sa hauteur totale?

P. 466. Une marchandise a coûté 3 250 fr, et on l'a revendue 4 050 fr; dites ce qu'on a gagné.

P. 467. Un père et son fils ont ensemble 123 ans; le père a 87 ans; quel est l'âge du fils?

* P. 468. Combien a-t-on dépensé pour acheter les livres d'une bibliothèque composée de 8 rayons, si chaque rayon a 192 livres coûtant 2 fr chacun?

P. 469. Pour 135 fr on a eu 180 couteaux; quel est le prix d'un couteau?

P. 470. Un écolier doit copier 330 lignes, et il en a déjà écrit 225; combien lui en reste-t-il encore à faire?

** P. 471. Un rentier dépense par jour 6 fr 75 c; combien économise-t-il chaque année, s'il jouit d'un revenu de 3 500 fr?

* P. 472. Je dois recevoir 7 424 fr en trois payements: le 1er sera de 1 704 fr, le 2e de 4 025 fr; quel sera le montant du 3e?

** P. 473. Dans une église on a fait 4 quêtes pour une bonne œuvre : la 1re a donné 37 fr, la 2e 9 fr de plus, la 3e 52 fr, et la 4e autant que la 1re et la 2e; combien a-t-on ramassé en tout?

* P. 474. Si l'on paye 4 fr 50 le mètre d'un certain ouvrage, combien de mètres a dû faire un ouvrier pour recevoir 90 fr?

P. 475. Le dividende d'une division est 48 780, le diviseur est 45; quel est le quotient?

** P. 476. Un ouvrier reçoit 85 fr pour 17 jours de travail; pendant combien de jours le ferait-on travailler avec 2 975 fr?

* P. 477. Une maison a 28 croisées de chacune 12 carreaux; combien doit-on au vitrier à raison de 75 cent le carreau?

P. 478. Un mètre de velours coûte 12 fr 75; que coûtent 232 mètres?

P. 479. On achète 450 mètres de drap à 20 fr 75 le mètre; dites ce que l'on doit.

P. 480. Combien un train de chemin de fer qui parcourt 48 kilomètres à l'heure mettra-t-il de temps à parcourir la distance de Paris à Douai, qui est de 240 kilomètres?

P. 481. Combien s'est-il écoulé d'heures en 1840, l'année ayant cette fois 366 jours?

* P. 482. Dans une maison de commerce, on emploie 18 commis à 4 fr, 8 à 3 fr, 4 à 2 fr 25, et 3 hommes de peine à 1 fr 75; à combien s'élève la dépense par jour?

P. 483. Pour construire 9 fourneaux on a employé 2 286 briques; combien en a-t-on employé à chacun?

P. 484. Combien faut-il de briques pour la construction de 13 fourneaux, s'il faut 235 briques pour chacun?

P. 485. Un tailleur, avec une pièce de drap de 378 fr, fait 4 pantalons à 35 fr, et 8 redingotes à 70 fr; combien gagne-t-il?

* P. 486. Une personne doit 47 fr à son boucher, 109 fr à son boulanger, et 32 fr à son cordonnier; combien lui manque-t-il pour acquitter ses dettes, si elle touche 160 fr chez son patron?

* P. 487. Un mourant qui possède 12 300 fr donne 8 900 fr à l'hôpital, et partage le reste entre ses 5 parents; quelle sera la part de chacun?

** P. 488. Un écolier devait réciter 250 lignes : comme il n'en sait que 125, on lui donne à écrire 2 lignes par ligne qu'il ne sait pas; combien doit-il écrire de pages à raison de 25 lignes par page?

** P. 489. Une ménagère a dépensé lundi 3 fr 25, mardi 4 fr 50 c, mercredi 2 fr 75 c, jeudi 5 fr 20 c, vendredi 3 fr 75 c, et samedi 8 fr 20; que lui reste-t-il sur 2 pièces de 20 fr qu'on lui avait données?

* P. 490. Un bataillon comptait 720 hommes; 40 sont morts à la guerre, 20 à l'hôpital, 15 ont été faits prisonniers, 8 ont déserté, et 50 ont obtenu leur congé; combien reste-t-il d'hommes dans ce bataillon?

* P. 491. Une escadre est composée de 6 vaisseaux et de 2 frégates. Les vaisseaux portent chacun 400 hommes, et les frégates 350; quel est le nombre des hommes d'équipage?

** P. 492. Quatre joueurs font bourse commune : le 1er a perdu 40 fr, le 2e 7 fr de moins que le 1er, le 3e a gagné 15 fr, et le 4e 25 fr; quelle est leur perte?

* P. 493. Trois joueurs faisant bourse commune résument ainsi leur journée : Jean a gagné 75 fr, mais Pierre et Emile ont perdu chacun 27 fr; quel est leur gain?

** P. 494. Un batelier fait 4 voyages par jour, et transporte chaque fois 80 personnes à 1 fr 50 c; quel est son gain par jour, si la location lui occasionne par jour une dépense de 415 fr?

* P. 495. Combien y a-t-il de feuilles dans une rame de papier, sachant que la rame se compose de 20 mains, et la main de 25 feuilles?

P. 496. Une pépinière contient 2 310 arbres, plantés sur 35 lignes; combien y en a-t-il sur chaque ligne?

** P. 497. Un homme n'ayant pas d'enfants laisse la moitié de ses biens à 4 neveux, et l'autre moitié à 6 cousins; combien eurent-ils chacun, sa fortune étant de 20 640 fr?

* P. 498. Il faut 12 rouleaux de tapisserie pour couvrir les murs d'un appartement; combien en faudra-t-il pour tapisser 4 appartements dont les murs de chacun présenteraient une surface double?

** P. 499. Jules avait 1 500 fr avant d'emprunter 850 fr; s'il acquitte une dette de 1 860 fr, combien lui restera-t-il d'argent?

P. 500. Un entrepreneur emploie 3 escouades de terrassiers. Il donne 45 fr par jour à la 1re, 68 fr à la 2e, et 75 fr à la 3e; quelle est la dépense journalière?

P. 501. Un ouvrier travaillant 9 heures par jour a mis 35 jours pour faire un ouvrage; combien d'heures a-t-il travaillé?

P. 502. Un ouvrier qui travaillait 8 heures par jour a mis 360 heures pour faire un ouvrage; combien de jours a-t-il travaillé?

P. 503. Un ouvrier a mis 720 heures pour faire un ouvrage exécuté en 90 jours; combien travaillait-il d'heures par jour?

P. 504. Douze ouvriers ont fait un ouvrage en 15 jours; combien un ouvrier aurait-il mis de jours?

* P. 505. Un enfant est né le 1er mai 1846; on demande combien il se sera écoulé de minutes depuis sa naissance jusqu'au 1er mai 1847.

P. 506. Un rentier a 34 675 fr de revenu; quelle peut être sa dépense journalière?

P. 507. Combien y a-t-il d'heures dans 540 minutes?

P. 508. Combien 720 secondes font-elles de minutes?

* P. 509. Un ouvrier gagne 730 fr par an, et ne dépense que 1 fr 25 par jour; quelle somme possède-t-il à la fin de l'année?

* P. 510. Pendant qu'une grande roue fait un tour, une petite en fait 20; si la petite en fait 3 200, combien en fait la grande?

* P. 511. Pendant qu'une grande roue fait un tour, une petite roue en fait 20; combien la petite roue aura-t-elle fait de tours quand la grande en aura fait 120?

* P. 512. Un banquier avait dans sa caisse 147 260 fr; combien lui reste-t-il après deux payements, l'un de 56 500 fr, et l'autre de 23 800 fr?

* P. 513. Une diligence des environs de Paris fait trois voyages par jour; si chaque voyage est complet à 18 personnes qui payent chacune 3 fr, quelle est la recette de l'administration?

* P. 514. Un marchand qui devait 1 500 fr a donné en payement 75 mètres de drap à 17 fr 50 le mètre; que doit-il encore?

* P. 515. Un négociant a acheté 10 balles de laine pesant chacune 169 kilog; que doit-il payer à raison de 2 fr 75 le kilogramme?

* P. 516. Louis IX a régné de 1226 à 1270, et Louis XII de 1498 à 1515; combien d'années Louis IX a-t-il régné de plus que Louis XII?

* P. 517. Ludovic est sorti de chez lui avec 6 fr 50 c; combien doit-il rapporter d'argent à sa mère après avoir acheté pour 2 fr de sucre, 1 fr 25 de chocolat, 0 fr 90 c d'huile, et 0 fr 40 c de poivre?

* P. 518. Un épicier reçoit 6 caisses qui contiennent ensemble 750 kilog de fromage, et qu'il paye 1 500 fr; dites ce que coûte le kilogramme de fromage.

* P. 519. Un tailleur achète dans un magasin de la soie pour 1 fr 50 c, du fil pour 1 fr 25 c, des aiguilles pour 0 fr 40 c, et du coton pour 0 fr 30 c; sa facture payée, il lui reste 2 fr 75; combien avait-il d'argent?

P. 520. Un enfant n'a vécu que 170 jours; combien a-t-il vécu d'heures?

P. 521. Une batterie d'artillerie tire 135 coups par heures; combien tire-t-elle de coups en 16 heures?

P. 522. Jeanne d'Arc, née à Domremy (Vosges) en 1412, est brûlée à Rouen en 1431; à quel âge mourut-elle?

P. 523. On a vendu à la halle de Paris pour 6 086 376 fr de marée dans une année; à combien s'est montée la vente moyenne par mois?

** P. 524. Une avenue a 36 arbres distants de 15 mèt; si on la prolongeait de manière à y ajouter 5 arbres, quelle serait sa longueur totale?

* P. 525. Huit écoliers ont chacun 6 pensums à copier; les pensums étant de 5 lignes chacun, dites combien ils ont de lignes ensemble.

* P. 526. Si l'on échangeait 38 pièces de 20 fr contre des pièces de 5 fr, combien aurait-on de ces dernières?

* P. 527. Combien payera-t-on pour faire peindre 58 croisées et 13 portes, si le peintre demande 4 fr 50 c par croisée, et 12 fr par porte?

** P. 528. Bertrand a fait 2 fois le jour le trajet de son village à la ville, et cela pendant 3 ans; sachant que le village est à 5 800 mètres de la ville, dites combien il a parcouru de mètres.

P. 529. Pour aller travailler, un ouvrier fait 1 200 mètres en allant et autant en revenant, et il y a déjà 980 jours qu'il fait ce trajet; combien a-t-il parcouru de mètres?

** P. 530. Combien y a-t-il de secondes dans 15 heures 6 minutes?

* P. 531. Quinze ouvriers travaillant 8 heures par jour ont mis 15 jours pour faire un ouvrage; combien les ouvriers tous ensemble ont-ils employé d'heures de travail?

* P. 532. Un ouvrier qui gagne 72 fr par mois peut chaque mois mettre 30 fr de côté; quelle somme aura-t-il au bout de trois années de travail?

** P. 533. Vingt-cinq ouvriers ont travaillé 60 jours, à 5 fr par jour pour 12 d'entre eux, et à 3 fr 25 pour les autres; quelle somme a-t-il fallu pour les payer?

** P. 534. Un facteur a 60 lettres non affranchies à distribuer, parmi lesquelles il en a 23 à 0 fr 15 c, et le reste à 0 fr 30 c; combien doit-il remettre à l'administration?

* P. 535. Un écrivain a copié un manuscrit à raison de 0 fr 25 par page; sachant qu'il a reçu 125 fr, dites combien ce manuscrit a de pages.

P. 536. Il y a dans un enclos 1 260 pommiers distribués en 45 rangées, combien une rangée en a-t-elle?

P. 537. Un cabriolet parcourt 250 mètres par minute; combien emploiera-t-il de minutes pour parcourir une distance de 7 500 mètres?

* P. 538. Un laboureur trace un sillon en 5 minutes; combien d'heures mettra-t-il pour en tracer 1 860?

* P. 539. Un négociant avait dans sa caisse 12 000 fr; il y a mis depuis 3 fois la somme de 580 fr, et 5 fois celle de 805 fr; combien y a-t-il d'argent?

* P. 540. Que coûtent 128 fagots à 0 fr 35 c l'un?

P. 541. Quel est le dividende d'une division dont le diviseur est 504 et le quotient 78?

* P. 542. Quel est le diviseur d'une division dont le dividende est 1 081 et le quotient 23?

P. 543. Combien y a-t-il de pavés dans une rue de 13 675 mètres carrés de surface, si l'on compte 25 pavés par mètre carré?

P. 544. En quelle année ont eu 21 ans les individus qui naquirent en 1805?

P. 545. On a acheté 850 mèt. de drap pour 10 625 fr, à combien revient le mètre?

* P. 546. Que doit recevoir pour 18 jours de 11 heures de travail l'ouvrier qui gagne 25 centimes par heure?

P. 547. Quelle somme recevra un copiste pour copier 250 pages à 0 fr 10 par page?

** P. 548. Un marchand a gagné 0 fr 01 c par crayon; combien en a-t-il vendu, sachant qu'il a retiré 13 fr 80 c de ce qui lui avait coûté 11 fr 04 c?

P. 549. Combien y a-t-il de choux dans un champ qui contient 35 rangées de 18 choux?

P. 550. La distance de la terre au soleil étant de 153 000 000 de kilom, dites combien de fois il faudrait faire le tour de la France, qui est de 4 500 kilom, pour parcourir une distance équivalente.

P. 551. Combien de fois devra-t-on faire le tour de la France, qui est de 4 500 kilom, pour faire une longueur égale à celle du tour du globe, qui est de 40 500 kilom?

** P. 552. Quatre personnes se partagent une somme, elles ont : la 1re 1 200 fr, la 2e 150 fr de plus, la 3e la moitié de ce qu'ont eu les deux premières, et la 4e 225 fr de moins que la 3e; quelle était la somme à partager?

P. 553. Un peintre d'enseignes a fait 1 353 lettres, combien recevra-t-il s'il demande 0 fr 02 c par lettre?

P. 554. Une pièce de vin de 260 litres coûte 150 fr 80 c; à combien revient le litre?

* P. 555. Si un kilog de sucre coûte 1 fr 60 c, que coûtent 15 pains de sucre pesant chacun 10 kilog?

** P. 556. La douzaine d'oranges coûte 3 fr; que coûtent 35 oranges?

P. 557. Quel est le prix de 75 fagots à 0 fr 45 c l'un?

P. 558. Que coûte un fagot, quand 17 reviennent à 4 fr 25 c?

* P. 559. Un crayon fin coûte 0 fr 75 c; que coûtent 17 douzaines de ces crayons?

** P. 560. Une douzaine de crayons coûte 0 fr 45 c; que gagne la personne qui revend 108 de ces crayons à raison de 0 fr 05 c la pièce?

* P. 561. Cent volumes coûtent 75 fr; combien faut-il vendre le volume pour gagner 10 fr sur le tout?

P. 562. Trente-quatre rames de papier coûtent 255 fr; dites ce que coûte la rame.

* P. 563. Un omnibus fait 16 voyages dans un jour; dites quelle somme le conducteur doit remettre à l'administration, s'il a eu une moyenne de 24 voyageurs payant chacun 30 centimes.

P. 564. Combien de fois la population de Paris, qui était en 1860 de 1 100 000 d'habitants, égalait-elle celle de Sceaux, qui était de 2 000 habitants?

P. 565. Combien y a-t-il de choux dans un champ qui a 48 rangées de 15 choux chacune?

P. 566. Combien y a-t-il de verres de vin dans une pièce de 260 litres, si le litre donne 8 verres?

P. 567. Sous Philippe le Bel, la population de Paris était de 125 000 habitants; en 1850, elle était de 1 100 000 habitants; de combien était-elle augmentée?

P. 568. La population du département de la Seine était, en 1850, de 1 422 000 habitants; celle des Hautes-Alpes de 132 000; quelle est la différence?

P. 569. Un ouvrier fait 3 mètres d'ouvrage par jour; combien de jours emploiera-t-il pour faire 132 mètres?

P. 570. Une somme étant partagée entre trois personnes, chacune a eu 685 fr; quelle était cette somme?

* P. 571. Godescard met 65 fr de côté par mois; quelle sera son économie au bout de 5 trimestres?

* P. 572. Trois tonneaux contiennent ensemble 688 litres; le premier en contient 220, le deuxième 250; quelle est la contenance du troisième?

P. 573. Simon économise 9 fr. 25 c par mois; dites en combien de temps il économisera 55 fr 50 c.

* P. 574. Félix économise 2 pièces de 5 fr par mois, dites en fr son économie au bout de 2 ans 4 mois.

P. 575. Que coûtent 192 objets à 0 fr 29 c la pièce?

P. 576. Florimond a dépensé 670 fr 50 c en 9 mois; quelle a été sa dépense par mois?

P. 577. Un troupeau compte 25 vaches, 18 chèvres et 40 brebis; dites le nombre des pièces de bétail de ce troupeau.

P. 578. Quinze personnes se partagent un héritage de 14 130 fr 75 c; quelle est la part de chacune?

* P. 579. Un coquetier a vendu 10 douzaines d'œufs pour 6 fr, un dindon pour 5 fr, 4 poulets pour 7 fr, et du beurre pour 8 fr; quelle est sa recette?

* P. 580. Sur une pièce de drap de 56 mètres on prend une 1re fois 12 mètres, une 2e fois 27 mètres; que reste-t-il de la pièce?

* P. 581. J'ai payé 300 fr pour 600 canifs; combien faut-il revendre le canif pour gagner 5 c sur chacun?

P. 582. On revend 474 fr 75 c une marchandise qui avait coûté 495 fr; combien perd-on?

* P. 583. Arthur, qui possède 424 fr 40 c, dépense le quart de cette somme; dites le montant de sa dépense.

* P. 584. Sylvestre possède 364 fr; s'il dépense le quart de cette somme le 31 décembre, que lui restera-t-il le 1er janvier?

P. 585. Que coûtent 19 mètres 75 centimètres de drap, lorsque le prix du mètre est de 13 fr?

* P. 586. Cyrille a dans sa bourse 250 fr; que lui restera-t-il s'il en dépense le cinquième?

P. 587. Un ouvrier fait 1 472 mètres en 64 jours; combien en fait-il par jour?

P. 588. Lorsque le sac de farine coûte 56 fr, combien en aura-t-on pour 12 768 fr?

* P. 589. Un marchand a reçu pour 4 750 fr 50 de marchandises; il a donné en payement 2 457 fr en argent, et il a fait un billet pour le reste; dites le montant de ce billet.

P. 590. Un ouvrier fait par jour 15 mètres d'ouvrage; quel est son travail au bout de 18 jours?

P. 591. Que coûtent 98 brebis à 18 fr 50 c la brebis?

P. 592. Une pendule est achetée 145 fr; si l'on donne en acompte 85 fr 75 c, dites ce qu'il reste à payer.

P. 593. Dites le prix du mètre d'une certaine étoffe dont 56 mètres ont été vendus 672 fr.

P. 594. Dans combien de jours de travail un ouvrier aura-t-il gagné 266 fr 50, s'il gagne 3 fr 25 c par jour?

* P. 595. Un débitant achète en fabrique 18 chapeaux à 147 fr la douzaine; combien doit-il?

* P. 596. Un boucher revend 1 fr 40 c le kilog de viande qui lui coûte 0 fr 85 c; quel bénéfice fait-il sur la vente de 58 kilogrammes?

* P. 597. Après avoir acheté 30 chapeaux en fabrique à raison de 12 fr 25 c le chapeau, que gagnera le débitant s'il les revend 14 fr?

** P. 598. Un contremaître emploie 16 ouvriers à raison de 4 fr 25 c pour 9 d'entre eux, et de 3 fr 50 c pour les autres; quelle somme lui faut-il pour payer 25 journées de travail?

** P. 599. Un contremaître emploie 23 ouvriers à raison de 3 fr 75 c par jour pour chacun; quelle somme devra-t-il à chacun au bout de 25 jours?

* P. 600. Combien compte-t-on de minutes dans une journée?

P. 601. Combien aura-t-on de mètres de marchandise pour 2 214 fr, à raison de 9 fr le mètre?

P. 602. Que faut-il payer pour 418 objets à 6 fr 75 c la pièce?

P. 603. Quel est le nombre d'arbres d'une pépinière, sachant qu'on y compte 752 cerisiers, 204 poiriers, 175 pêchers, 415 pommiers, 719 abricotiers et 879 pruniers?

P. 604. Une marchandise coûte 8 140 fr; combien faut-il la revendre pour gagner 542 fr 75 c?

* P. 605. Un voyageur met 10 heures pour arriver à sa destination; s'il part à 6 heures du matin, à quelle heure du soir arrivera-t-il?

* P. 606. Combien de minutes dure un voyage qui commence à 5 heures du matin et finit à midi?

* P. 607. Dites en heures la durée d'un voyage qui commence à 5 heures du matin et finit à 4 heures du soir.

** P. 608. Quelle est en heures la durée d'un voyage qui commence le lundi à 5 heures du matin, et se termine le mercredi suivant à 8 heures du soir?

*** P. 609. Un voyage qui doit durer 66 heures commence le lundi à quatre heures du matin; dites le jour et l'heure où il se termine.

*** P. 610. Dites le jour et l'heure où a commencé un voyage de 86 heures, sachant qu'il s'est terminé le samedi à 11 heures du matin.

P. 611. Que faut-il payer pour la reliure de 390 catéchismes à raison de 7 centimes l'un?

P. 612. Combien coûte une pièce d'eau-de-vie que l'on échange contre une pièce de vin de 170 fr, sachant que l'on donne en retour 145 fr 25 c?

P. 613. En revendant un objet 3 fr 40 c, on gagne 1 fr 75 c; combien avait-il coûté?

P. 614. En vendant une maison 36 450 fr, on gagne 4 200 fr; combien l'avait-on achetée?

P. 615. Une maison coûte 42 560 fr; combien faut-il la revendre pour gagner 1 750 fr 50 c?

* P. 616. Je devais 5 600 fr à un marchand, je lui paye 4 350 fr, et il me vend de nouveau pour 2 450 fr; que lui dois-je?

P. 617. Un père et son fils ont ensemble 47 ans, le fils a 11 ans; quel est l'âge du père?

P. 618. Une bouteille pleine d'eau pèse 1 050 gram., vide elle pèse 350 gr ; dites le poids de l'eau.

* P. 619. Un ouvrier gagne 4 fr par jour, et dépense 1 fr 75 c ; qu'a-t-il économisé au bout de 6 jours ?

P. 620. Un voyageur a fait 160 kilomètres en 5 jours ; combien en a-t-il parcouru par jour ?

** P. 621. Un ouvrier à qui l'on fait une retenue de 15 fr reçoit 84 fr pour le salaire de 18 jours ; que gagnait-il par jour ?

* P. 622. Une maison a coûté 54 930 fr ; on y a fait pour 4 151 fr de réparations ; conbien faut-il la revendre pour gagner 2 456 fr ?

* P. 623. Combien y a-t-il de jours en 24 années dont 18 de 365 jours, et 6 de 366 jours ?

P. 624. Combien faut-il de bouteilles d'un litre pour soutirer 6 pièces de chacune 345 litres ?

* P. 625. Combien y a-t-il de pommes dans 6 paniers qui en contiennent chacun 10 douzaines ?

P. 626. Quelqu'un possède 1 748 fr et achète une terre pour 1 240 fr ; combien lui reste-t-il d'argent ?

** P. 627. Que doit-on payer pour 4 voitures de chacune 3 400 briques, à raison de 75 fr le mille ?

P. 628. Combien y a-t-il de pièces de 20 fr dans une somme en or de 4 040 fr ?

** P. 629. Un maquignon achète des chevaux pour 8180 fr ; en les revendant 8 780 fr, il gagne 30 fr sur chaque cheval ; combien a-t-il acheté de chevaux ?

** P. 630. Dans une famille, un homme boit 15 litres de vin, sa femme 8 litres, et ses enfants 7 litres chaque mois ; dans combien de mois auront-ils bu un tonneau de 360 litres ?

* P. 631. Que coûtent 35 pains de sucre pesant chacun 6 kilog, à raison de 1 fr 70 le kg ?

P. 632. Quels sont les gages annuels d'une servante qui reçoit 15 fr 75 c par mois ?

P. 633. Que doit-on à un vitrier qui a placé 310 carreaux, à raison de 0 fr. 65 c chacun ?

* P. 634. Quel est le prix d'une pomme, lorsque 50 000 coûtent 1 500 fr ?

* P. 635. Quel est le prix d'une orange, lorsque 45 coûtent 14 fr 40 c ?

* P. 636. Quel est le prix de 7 sacs de lentilles contenant chacun 45 litres, à raison de 0 fr 35 c le litre ?

* P. 637. Un ouvrier a reçu 60 fr. pour 8 jours de 12 heures de travail ; que gagne-t-il par heure ?

** P. 638. Dans une famille, le père gagne 115 fr par mois, la mère 5 fr 40 c par semaine, et les enfants 375 fr par an ; dites la recette de l'année.

** P. 639. Un enfant étant tombé malade, le médecin vint le voir 15 fois. Les 7 premières visites ont coûté 10 fr 50 c; dites le prix de chacune des autres visites, sachant que le médecin reçut en tout 18 fr 50 c.

P. 640. Un charretier reçoit chaque mois 3 fr 65 c de pourboire ; dites ce qu'il reçoit par an.

* P. 641. Léon a reçu 15 fr 75 c, et il a déjà dépensé 7 fr 90 c; si sa mère lui rend 3 fr 25 c, combien aura-t-il ?

** P. 642. Si j'avais 25 pièces de 5 fr, 45 pièces de 2 fr, et 60 pièces de 0 fr 50 c, je payerais ma dette, et il me resterait encore 7 fr 50 c ; quelle est cette dette ?

* P. 643. Un menuisier achète 65 planches de 6 mètres de longueur ; si le mètre coûte 1 fr 15 c, que doit-il ?

* P. 644. Un facteur a dans sa boîte 75 lettres, dont 17 à 0 fr 15 c, et 24 à 0 fr 30 c; les autres étant affranchies, quelle somme recevra-t-il ?

* P. 645. Je viens de recevoir 16 stères de bois à 19 fr 50 c le stère; si je donne 0 fr 75 c. de pourboire aux charretiers, dites ce que j'aurai dépensé en tout.

* P. 646. Un boulanger fournit 15 kilog de pain à 0 fr 40 c, 22 kilog à 0 fr 32 c, et 4 gâteaux pour 3 fr 80 c; que lui doit-on ?

** P. 647. Un marchand a vendu 32000 noix pendant la semaine, à raison de 16 noix pour 0 fr 05 c ; dites à combien s'élève sa recette.

* P. 648. Sachant qu'un fruitier donne 15 noix pour 0 fr 05 c, dites combien il en a vendu, sachant que sa recette s'élève à 19 fr 55 c.

P. 649. Dites ce que reçoit par an un propriétaire de 15 locataires, si chacun lui donne 84 fr par trimestre.

P. 650. On doit employer 40 500 ardoises pour couvrir un toit; quelle somme devra-t-on payer si elles coûtent chacune 0 fr 18 c ?

** P. 651. Un commis a vendu 4 910 litres de vin ; quel est son bénéfice à raison de 2 fr 05 pour 100 litres ?

* P. 652. Que coûtent 4 paniers qui contiennent chacun 245 pommes, à raison de 0 fr. 08 c la pièce ?

* P. 653. Que coûtent 456 pommes à raison de 0 fr 15 c la douzaine ?

* P. 654. Que coûtent 5 paniers de pommes de chacun 486, à raison de 0 fr 35 c la douzaine?

* P. 655. Que doit-on payer pour 12 sacs de froment pesant chacun 79 kilog, à 0 fr 24 c le kg?

* P. 656. Que doit-on payer pour 15 rames de papier à 0 fr 22 c la main, la rame étant de 20 mains?

* P. 657. Quel est le prix d'une main de papier, si la rame, qui contient 20 mains, coûte 5 fr?

* P. 658. Combien coûtent 45 douzaines de canifs à 0 fr 85 c la pièce?

P. 659. Quel est le prix d'un canif, sachant que le prix d'une grosse, c'est-à-dire de 144, est de 72 fr?

* P. 660. Un ouvrier a reçu 108 fr pour 18 jours de travail de chacun 10 heures; dites son gain par heure.

** P. 661. On a reçu 6 caisses de marchandises pesant chacune 426 kilog, tout compris; quel est le poids net de la marchandise des 6 caisses, si chaque caisse pèse 35 kilog?

P. 662. Un tonneau vide pèse 27 kilog; quel est le poids du vin qui le remplit, si le tonneau pèse alors 194 kilog?

* P. 663. Combien doit-on payer pour 4 caisses de chacune 246 oranges à 0 fr 15 c la pièce?

* P. 664. Un prodigue dépense 25 fr par jour; quelle est sa dépense au bout de deux mois, l'un de 30 jours, et l'autre de 31?

P. 665. Un prodigue dépense 45 fr par jour; quel temps mettra-t-il à dépenser 93 645 fr?

*** P. 666. Lorsque 740 œufs coûtent 37 fr, combien en aura-t-on de douzaines pour 11 fr 40 c?

P. 667. Combien aura-t-on de modèles d'écriture pour 7 fr 50 c, à 0 fr 02 c pièce?

P. 668. Avec une somme de 45 fr, combien aura-t-on de feuilles d'image à 0 fr 15 c la feuille?

P. 669. Avec une somme de 140 fr, combien aura-t-on de volumes du prix de 0 fr 35 c?

P. 670. Un apprenti reçoit par semaine 1 fr. 20 c; combien aura-t-il reçu au bout d'une année ou de 52 semaines?

* P. 671. Pour payer 3 kilog de viande à 1 fr 20 c le kilog, Edmond remet une pièce de 5 fr; combien le boucher doit-il lui rendre?

* P. 672. Pour payer 3 pains de 2 kilogrammes, à raison de 0 fr 38 c le kilog, on donne au boulanger une pièce de 2 fr. et une autre de 1 fr; dites ce qu'il rendra.

P. 673. Combien reçoit pour 18 jours de travail un ouvrier qui gagne 4 fr. 60 c par jour?

* P. 674. La grosse de crayons, qui contient 12 douzaines, coûte 3 fr 60 le cent; quel est le prix d'un crayon?

* P. 675. Si un litre d'eau-de-vie coûte 2 fr. 50 c, combien aura-t-on de litres pour 15 pièces de 5 fr?

P. 676. Albert a acheté des billes pour 0 fr 75 c, et des poires pour 0 fr 35 c; sachant qu'il lui reste encore 0 fr 30 c, dites ce qu'il avait d'argent.

* P. 677. Trois douzaines de biscuits coûtent 1 fr 80 c; dites ce que coûtent 16 douzaines.

** P. 678. J'ai acheté 6 douzaines de chapeaux à 8 fr. 25 la pièce; je donne en payement 40 mètres de drap à 15 fr le mètre; que dois-je encore?

* P. 679. Un principal locataire paye 4 000 fr au propriétaire; quel est son bénéfice annuel si 20 sous-locataires lui donnent chacun 250 fr?

** P. 680. Lorsqu'on a 3 pommes pour 0 fr 05 c, combien en a-t-on pour 1 fr. 75 c?

** P. 681. Un faïencier achète 3 500 assiettes pour 700 fr, et dépense de plus 15 fr pour le transport et 6 fr pour la commission; quel sera son bénéfice total s'il les revend 26 fr le cent?

P. 682. Si une casquette coûte 2 fr 75 c, que coûte la douzaine?

*** P. 683. Trois barriques d'eau-de-vie ont coûté ensemble 675 fr d'achat, 175 fr de droits, et 50 fr de transport et d'encavage; combien doit-on vendre le litre pour gagner 180 fr sur le tout, chaque barrique étant de 120 litres?

** P. 684. Quelqu'un achète 15 douzaines de crayons à 0 fr 45 c la douzaine; dites son bénéfice total s'il les revend 0 fr 05 c en détail.

* P. 685. On achète 8 objets à 0 fr 65 c pièce; dites ce que le marchand doit remettre à l'acheteur, qui présente 3 pièces de 2 fr.

** P. 686. On achète 7 092 pommes à raison de 0 fr. 05 c l'une; si on revend la douzaine 0 fr. 70 c, que gagnera-t-on sur le tout?

** P. 687. Un ouvrier a gagné 300 fr en 75 jours; qu'aurait-il reçu s'il avait travaillé 10 jours de moins?

** P. 688. Quand on achète 10 chemises d'occasion pour 21 fr, combien doit-on revendre chaque chemise pour gagner 4 fr 50 sur le tout?

* P. 689. J'achète 150 volumes à 0 fr 65 c, 90 à 0 fr 55 c, et 225 à 0 fr. 35 c; quel sera le montant de la facture?

* P. 690. On a acheté 15 volumes pour 63 fr; si on les revend 72 fr que gagnera-t-on par volume?

** P. 691. Quel est le prix d'une orange, sachant que 486 douzaines coûtent 729 fr?

** P. 692. Deux ouvriers, en travaillant ensemble pendant 30 jours, ont gagné 150 fr: l'un d'eux gagne 3 fr par jour; combien l'autre gagne-t-il par jour?

** P. 693. Un détaillant achète 8 douzaines de chapeaux à 9 fr 50 c, et donne en payement 46 mètres de velours à 10 fr. 75 c le mètre; que doit-il encore?

** P. 694. Si j'avais revendu 40 fr. de plus une marchandise qui coûtait 760 fr, j'aurais gagné 75 fr; combien l'ai-je revendue?

P. 695. Un bœuf gras pèse 850 kilog; quel serait le poids d'un bœuf qui pèserait 75 kilog de moins?

P. 696. Un bœuf pèse 695 kilog; quel serait le poids d'un autre bœuf qui pèserait 25 kilog de plus?

* P. 697. Une personne donne un billet de 375 fr et un autre de 425 fr, sur une dette de 9 425 fr; que doit-elle encore?

* P. 698. Une personne s'acquitte d'une dette de 14 825 fr en donnant une somme en argent, et deux billets, l'un de 4 345 fr, et l'autre de 7 822 fr; quelle est la valeur de la somme en argent?

P. 699. Un brocanteur achète 41 fr un meuble qu'il revend ensuite 57 fr; quel est son bénéfice?

P. 700. Un brocanteur achète un meuble 145 fr. 75 c; combien doit-il le revendre pour gagner 27 fr. 45 c?

* P. 701. Un fournisseur présente un mémoire de 345 fr; de combien faut-il le diminuer pour le réduire à 319 fr?

P. 702. On a 45 poutres qu'on veut débiter en planches; combien en aura-t-on si chaque poutre en donne 8?

P. 703. Un domestique reçoit par mois 36 fr; combien reçoit-il par an?

* P. 704. Un domestique a reçu 75 fr. pour 3 mois de travail; que reçoit-il par an?

* P. 705. Une famille paye pour un trimestre de loyer 45 fr; quel est le prix du loyer pour une année?

* P. 706. Une famille paye annuellement pour son loyer 140 fr; quelle est la valeur d'un trimestre?

* P. 707. Le loyer annuel d'une famille est de 146 fr; quelle est la dépense pour le loyer d'un jour?

* P. 708. Quel est le loyer annuel d'une famille, si ce loyer occasionne une dépense journalière de 0 fr. 18 c?

** P. 709. Les appartements d'une famille se composent de 4 pièces semblables, dont l'une est divisée en 2 cabinets pour deux enfants; si le prix du loyer est de 480 fr, quelle est la dépense pour chacun des enfants?

P. 710. Pour acquitter une dette, j'ai donné d'abord 425 fr, ensuite 329 fr; quelle était cette dette, si je dois encore 175 fr?

P. 711. Dites combien coûte une pièce d'eau-de-vie, sachant que pour la payer je donne une somme de 159 fr. et une pièce de vin du prix de 140 fr.

P. 712. On doit brocher en huit jours 1632 exemplaires d'un ouvrage; combien en faut-il brocher par jour?

P. 713. Combien y a-t-il d'élèves dans une école de trois classes, dont la première contient 56 élèves, la deuxième 70, et la troisième 95?

P. 714. Une pièce de drap a coûté 75 fr; combien faut-il la revendre pour gagner 13 fr?

* P. 715. Trouver le prix d'achat d'une pièce de vin, sachant que, si on la revend 150 fr, on en gagnera 25.

P. 716. Combien a-t-on gagné en revendant 159 fr une pièce de vin qui avait coûté 119 fr?

* P. 717. Une pièce de drap du prix de 75 fr a été revendue avec une perte de 9 fr; quel a été le prix de vente?

* P. 718. Trouver à combien se montait un mémoire, sachant qu'après avoir obtenu une diminution de 345 fr, on l'a soldé en payant 2875 fr.

* P. 719. D'une pièce de vin de 228 litres, on a tiré une première fois 24 litres, et une seconde fois 83 litres; combien en reste-t-il?

* P. 720. Un ouvrier gagne 32 fr par semaine; s'il dépense 18 fr pour sa nourriture, 4 fr pour son logement, et 5 fr pour son entretien, que lui restera-t-il?

P. 721. Un tonneau contient 220 litres; quelle est la capacité d'un tonneau qui a 125 litres de plus?

* P. 722. Pour acquitter une dette de 1 945 fr, on a donné deux billets, l'un de 425 fr, et l'autre de 976 fr; le surplus ayant été payé en argent, quelle somme a-t-on ainsi donnée en espèces?

* P. 723. Pour 2 fr. 25 c on a eu un coupon de ruban de 3 mètres 75; quel est le prix du mètre?

* P. 724. Un tailleur a payé 211 fr. 20 c. pour 704 douzaines de boutons; à combien revient un bouton?

P. 725. Quel est le prix d'une pièce de calicot de 34 mètres 75 centimètres à 0 fr 76 c le mètre?

* P. 726. Combien coûte le mètre de lacet, lorsque pour 0 fr 07 c. on en a eu 25 centimètres?

* P. 727. Quel est le prix d'une feuille de papier à 10 fr. la rame, la rame contenant 20 mains, et la main 25 feuilles?

* P. 728. Combien faut-il de pièces de 0 fr. 20 c pour payer une somme composée de 10 pièces de 5 fr?

* P. 729. Un particulier qui devait 175 fr. a payé 79 fr; que doit-il encore?

P. 730. Un particulier devait 195 fr; combien a-t-il payé, s'il ne doit plus que 27 fr?

P. 731. Une personne possède 345 fr; combien doit-elle encore gagner pour arriver à 600 fr?

P. 732. Que coûte une marchandise, si, pour la payer, on a donné une pièce de 20 fr, 4 pièces de 10 fr, et une pièce de 5 fr?

P. 733. Quelqu'un a vendu des marchandises pour 375 fr, et a gagné 79 fr; combien les avait-il achetées?

P. 734. L'hectolitre de charbon pèse 133 kilog; quelle est la charge d'un bateau portant 2 854 hectolitres de charbon?

P. 735. On a fourni à un hôpital 435 lits de fer à 31 fr 75 c l'un; quel est le montant de la fourniture?

* P. 736. On a payé, pour les lits de fer d'un hôpital, une somme de 2 566 fr 25 c; quel est le nombre de ces lits, si on les a payés à raison de 18 fr. 25 l'un?

P. 737. On a payé pour 345 lits une somme de 7 158 fr 75 c; quel est le prix du lit?

P. 738. Un marchand de vin a livré à un particulier 1° 475 bouteilles, 2° 319 bouteilles, 3° 779 bouteilles; combien en a-t-il livré en tout?

P. 739. Un ouvrier aurait reçu 47 fr. pour sa semaine; mais, comme il a perdu du temps, on lui retient 12 fr; combien doit-il recevoir?

P. 740. Un ouvrier aurait reçu 42 fr pour sa semaine; mais, comme il a perdu du temps, on ne lui a donné que 27 fr; quel est le montant de la retenue?

P. 741. Une personne a dépensé 345 fr, elle en a prêté 42, et il lui en reste encore 117; combien avait-elle en tout?

* P. 742. Jules devait 475 fr, il paye une première fois 75 fr, une seconde fois 247 fr; que doit-il encore?

* P. 743. Une ménagère met chaque jour de côté 0 fr 20 c; quelle somme aura-t-elle au bout de 2 ans?

** P. 744. Un ouvrier met chaque jour de côté 0 fr 35 c; quelles seront ses économies au bout de 12 ans, dont 3 à 366 jours, et les autres à 365 jours?

* P. 745. Une mère de famille veut économiser 91 fr 25 c pendant une année; combien doit-elle mettre de côté par jour?

* P. 746. Une famille dépense 1 fr 85 c à la promenade tous les dimanches; à combien se monte cette dépense par an?

* P. 747. Un écolier reçoit de ses parents 0 fr 25 c chaque fois qu'il a la croix; combien de fois a-t-il eu la croix, s'il a reçu 2 fr 75 c?

* P. 748. Un écolier met 0 fr 50 c chaque dimanche dans sa tirelire; quelle somme a-t-il à la fin de l'année?

* P. 749. Un écolier a 15 fr. dans sa tirelire; quel temps mettra-t-il à l'épuiser, s'il prend 0 fr 10 c par jour?

* P. 750. Un écolier donne 0 fr 15 c aux pauvres les dimanches et fêtes; à combien se montent ses aumônes au bout de 9 années de chacune 60 jours d'aumône?

* P. 751. Un écolier destine aux pauvres une somme de 13 fr 20 c, à raison de 0 fr 20 c par dimanche; combien lui faudra-t-il de dimanches pour son aumône?

* P. 752. Un écolier verse tous les dimanches 0 fr 05 c pour la Propagation de la foi; dites le montant de son offrande pour 5 années, de chacune 52 dimanches.

* P. 753. Dix écoliers versent chacun tous les dimanches 0 fr. 05 c pour la Propagation de la foi; quel est le montant de leurs offrandes au bout d'une année?

* P. 754. Un jeune homme fume par jour deux cigares de 0 fr 10 c, un le matin et l'autre le soir; quelle est sa dépense au bout d'une année de 365 jours?

** P. 755. Un priseur dépense 0 fr 07 c. de tabac par jour; quelle est sa dépense au bout de dix ans, dont deux à 366 jours, et les autres à 365 jours?

** P. 756. Un ouvrier met 10 minutes à fumer une pipe; combien d'heures emploie-t-il à fumer pendant une année, s'il fume 3 pipes par jour?

P. 757. Un priseur dépense 2 fr. de tabac tous les 20 jours; quelle est sa dépense par jour?

P. 758. Un priseur dépense 2 fr de tabac tous les 25 jours; quelle est sa dépense au bout d'une année de 365 jours?

P. 759. Dans une famille on consomme par jour un pain de 2 kilog; combien mange-t-on de kilog de pain pendant un mois de 30 jours?

* P. 760. Dans une famille on consomme par jour 2 pains de 2 kilog, à 0 fr 38 c le kilog; quelle est la dépense au bout d'une semaine de 7 jours?

* P. 761. Une famille consomme par semaine pour 11 fr 20 c de pain; quelle est la dépense par jour?

** P. 762. Une pension consomme par jour pour 11 fr 75 c de pain, à 0 fr 42 c le kilog; quel est le poids du pain mangé par jour?

** P. 763. Une famille consomme par semaine pour 12 fr 60 c de pain, à 0 fr 45 c le kilog; combien par jour mange-t-elle de pains de 2 kilog?

P. 764. Le blanchissage d'un enfant est de 0 fr. 45 c par semaine; quelle est la dépense au bout d'une année ou de 52 semaines?

* P. 765. Une famille dépense par année 70 fr 20 c pour le blanchissage; quelle est la dépense par semaine?

P. 766. Trouver le prix du loyer d'une famille, sachant que le père consacre à cette dépense le produit de 30 journées à 4 fr 75 c.

* P. 767. Une famille paye annuellement 180 fr pour son loyer; combien le père doit-il travailler de jours à 4 fr 50 c par jour pour fournir à cette dépense?

*** P. 768. Dans une famille le père gagne par jour 4 fr 50 c, et la mère 1 fr 50 c; si la dépense est de 3 fr 45 c par jour, quelles seront les économies au bout d'un mois de 30 jours, dont 26 de travail?

P. 769. Trente-cinq pauvres ont reçu chacun 0 fr 30 c; combien ont-ils reçu ensemble?

** P. 770. Le mètre d'un fil d'or coûte 3 fr 75 c; quel est le prix de 24 centimètres?

* P. 771. Un ouvrier reçoit 528 fr pour salaire, à raison de 6 fr 60 c par jour; combien a-t-il travaillé de jours?

P. 772. Que coûtent 15 kilog de pain à 0 fr 38 c le kg ?

* P. 773. Combien aura-t-on de kilog de pain pour une somme de 4 fr 92 c, à 0 fr 41 c le kilog ?

P. 774. Quelle est la recette d'un petit marchand qui vend pour 1 fr 30 c de pommes de terre, 3 fr 75 c. de carottes, et 5 fr 25 de salade ?

P. 775. En revendant du sucre pour 845 fr 50 c, on gagne 75 fr 75 c ; combien l'avait-on payé ?

P. 776. Si une feuille d'impression coûte 34 fr, combien coûte l'impression d'un ouvrage de 12 feuilles ?

P. 777. Un ouvrage de 10 feuilles a coûté 330 fr de composition ; quel est le prix d'une feuille ?

*** P. 778. Un ouvrage se compose de 12 feuilles, si pour une feuille on paye 35 fr de composition, et 0 fr 025 de tirage, quelle sera la dépense pour 8 000 exemplaires ?

* P. 779. La composition et le tirage de 12 000 exemplaires d'un ouvrage coûtent 7 460 fr ; combien faut-il vendre l'exemplaire pour gagner sur le tout 1 540 fr ?

* P. 780. Il me manque 315 fr pour payer 76 mètres de drap à 15 fr le mètre ; combien ai-je ?

* P. 781. Après avoir payé 6 pièces de vin de chacune 70 fr, il me reste 85 fr ; combien avais-je ?

** P. 782. Un homme portant des œufs au marché en casse 35, en donne 8 aux pauvres, en vend 7 douzaines en route, et arrive avec 476 œufs ; combien en avait-il en partant de chez lui ?

** P. 783. Un marchand part de chez lui avec 480 œufs ; il en casse 27, et en vend 6 douzaines en route ; combien en a-t-il en arrivant au marché ?

** P. 784. Un marchand part de chez lui avec 600 œufs ; il en jette 42 qui sont gâtés, et arrive au marché avec 456 ; combien en a-t-il vendu en route ?

** P. 785. Un commis qui gagne 45 fr par mois a reçu 315 fr ; combien de mois lui reste-t-il à recevoir pour avoir une année d'appointements ?

** P. 786. Un commis qui gagne 45 fr par mois a reçu 405 fr ; que lui reste-t-il à toucher pour avoir une année d'appointements ?

** P. 787. Quels sont les appointements annuels d'un commis, si, pour 9 mois, il a reçu 540 fr ?

* P. 788. Lorsqu'on brûle 24 chandelles par jour, combien faudra-t-il de jours pour brûler 768 chandelles ?

* P. 789. Dans une fabrique, on a brûlé 1 035 chandelles en 45 jours ; combien en a-t-on brûlé par jour ?

** P. 790. Il manque 575 fr à un boulanger pour acheter 145 sacs de farine à 64 fr 50 c le sac; dites combien ce boulanger a d'argent.

** P. 791. Un chapelier achète 15 chapeaux qu'il revend 210 fr en gagnant 2 fr sur chaque chapeau; combien un chapeau lui avait-il coûté?

** P. 792. Sur une somme de 8 725 fr, 14 sergents ont pris chacun 260 fr; combien 450 soldats auront-ils chacun en se partageant le reste?

** P. 793. On veut partager 544 fr entre 15 personnes; si les 7 premières ont chacune 24 fr, combien les 8 autres auront-elles chacune?

** P. 794. Quel est le prix de 10 douzaines de canifs, quand 6 canifs reviennent à 4 fr 50 c?

** P. 795. Quelle somme avait René, si, après avoir reçu 10 fr de ses parents, il a donné successivement 0 fr 25 c à 12 pauvres, et s'il lui reste 21 fr 50 c?

** P. 796. Mathurin achète une pièce de drap à 12 fr le mètre; en le revendant 15 fr, il fait un bénéfice total de 153 fr; quelle était la longueur de la pièce?

** P. 797. Dites ce que coûte une marchandise, sachant qu'elle a été revendue 1 600 fr, et que si elle eût été revendue 175 fr de plus, le gain eût été de 575 fr.

** P. 798. On achète 45 pièces de drap d'égale longueur à 10 fr le mètre, en le revendant 12 fr on gagne 4 500 fr; quelle est la longueur de chaque pièce?

*** P. 799. Un marchand a fait confectionner 16 paires de bottes pour 210 fr.; il en vend la moitié à 14 fr la paire; combien doit-il vendre la paire de ce qui reste pour gagner en tout 26 fr?

* P. 800. On a payé 44 fr. pour la vitrerie de 10 croisées de chacune 8 carreaux; quel est le prix d'un carreau?

* P. 801. On a payé 421 fr pour 75 chemises; combien faut-il revendre la chemise pour gagner 50 fr?

* P. 802. Martin a payé 320 fr. pour 120 planches; combien doit-il revendre la planche pour bénéficier de 325 millièmes sur chacune?

** P. 803. Dites ce que possède Eugène, sachant que, si on lui donnait 14 fr 50 c, il pourrait acquitter une dette de 75 fr 50 c, et aurait encore 12 fr 75 c.

* P. 804. Une personne pourrait dépenser 2 555 fr par an; mais elle veut économiser 730 fr; à combien doit-elle borner sa dépense journalière?

** P. 805. Bertrand dit que si son revenu était augmenté de 144 fr, il aurait 6 fr 50 c à dépenser par jour; quel est son revenu ?

** P. 806. Un négociant reçoit 60 caisses, et les paye 1 846 fr ; 30 lui coûtent chacune 34 fr, 20 lui coûtent chacune 18 fr; quel est le prix de chacune des autres?

* P. 807. Une marchande fait 3 ventes : sur la 1re elle gagne 44 fr 50 c, sur la 2e elle perd 9 fr 75 c, et sur la 3e elle gagne 19 fr 25 c; que gagne-t-elle en définitive?

* P. 808. Que coûtent 5 douzaines de foulards à 6 fr 75 c la pièce?

* P. 809. Un tailleur achète 72 mètres 20 centimètres de velours, à raison de 10 fr 50 c le mètre, et il le revend 12 fr 75 c; quel est son bénéfice total?

* P. 810. Quatre-vingts mètres 25 centimètres de velours ont coûté 802 fr 50 c; quel sera le bénéfice du marchand s'il les revend 13 fr. 80 le mètre?

* P. 811. Quel est le nombre de lettres contenues dans un volume de 240 pages, la page étant de 49 lignes, et la ligne de 45 lettres?

* P. 812. Quel est le nombre d'enfants que peut contenir une salle de catéchisme, dont les deux côtés ont chacun 25 bancs de 7 élèves?

* P. 813. Combien, pour 26 fr 80 c, aura-t-on d'objets à 0 fr 67 c l'un?

* P. 814. Quel est le prix de 3 paquets de bougies pesant chacun 5 kilog, à raison de 2 fr 85 c le kilog?

* P. 815. Que doit-on payer pour la vitrerie de 6 fenêtres de chacune 8 carreaux, à raison de 0 fr. 65 c le carreau?

P. 816. Dire le nombre des hommes contenu dans un corps de troupe disposé sur 29 rangées, à raison de 46 hommes par rangée.

* P. 817. Que doit-on payer pour 36 pièces de vin de chacune 240 litres, à 0 fr 75 le litre?

* P. 818. Que doit-on payer pour 24 rames de papier à raison de 0 fr 35 c la main, 20 mains composant une rame?

* P. 819. Quel est le montant de l'aumône faite à 15 hommes, 12 femmes et 23 enfants, si les hommes ont reçu chacun 30 c, les femmes 35 c, et les enfants 15 c?

* P. 820. Que doit-on payer pour 8 pièces de drap de 28 mètres chacune, lorsque 989 mètres du même drap coûtent 13 450 fr 40 c?

* P. 821. Une pièce de drap de 64 mètres a été achetée 736 fr; combien doit-on revendre le mètre pour gagner 128 fr en tout?

** P. 822. On achète 50 douzaines de crayons pour 30 fr; combien aura-t-on de crayons pour 25 fr?

*** P. 823. Le cent de noix coûte 0 fr 40 c au marchand, qui les revend 10 pour 0 fr 05 c; dites son gain d'une journée, s'il en revend pour 7 fr.

*** P. 824. Le 100 d'amandes coûte 0 fr 45 c au marchand, qui les débite à 8 pour 0 fr 05 c; quel sera son gain sur 2 sacs qui en contiennent chacun 2000?

** P. 825. On achète 4 paniers de chacun 75 douzaines de poires, à 0 fr 45 c la douzaine; si on revend la douzaine 0 fr 70 c, que gagnera-t-on sur le tout?

** P. 826. La douzaine de canifs coûte 5 fr 40 c, et on revend le canif 0 fr 60 c; dites le gain fait sur 8 canifs.

** P. 827. Le cent de briques coûte 25 fr; que faut-il payer pour 3 voitures qui en contiennent chacune 1350?

** P. 828. Quel est le bénéfice d'un commis qui a placé 6 tonneaux de chacun 340 litres, sachant qu'il a 2 fr 25 c par 100 litres placés?

** P. 829. Quel est le prix de 84 mouchoirs à 14 fr 52 c la douzaine?

** P. 830. Quand on a un cent d'aiguilles pour 1 fr 50 c, combien en aura-t-on au même prix pour 12 fr?

** P. 831. Un fruitier achète 5400 poires, à condition d'en avoir 12 pour 100 en sus; combien en reçoit-il?

*** P. 832. On a donné à un détachement de 15 hommes, pour 2 jours de solde, 63 fr 63 c; un autre, pour 13 jours, a reçu 91 fr 91 c; de combien d'hommes se composait le dernier détachement?

*** P. 833. Un homme fait un voyage en 9 jours, en faisant 20 kilom chaque jour; à son retour, il fait 12 kilom par jour; combien restera-t-il de jours pour revenir?

*** P. 834. Un homme fait un voyage de 24 jours de chacun 20 kilom; s'il recommence ce voyage, en ne faisant que 15 kilom par jour, combien mettra-t-il de jours de plus que la première fois?

** P. 835. Un voyageur parcourt, pendant 12 jours, 16 kilom par jour; s'il veut s'en retourner en 8 jours, quel trajet doit-il faire par jour?

** P. 836. Un homme a fait un voyage de 32 jours, en faisant 15 kilom par jour; il veut le recommencer, et reste 8 jours de plus; quel trajet fera-t-il par jour?

*** P. 837. Pour payer une dette de 2 783 fr 75 c, on a donné 123 mèt de mérinos à 8 fr 30 c, 111 mèt de calicot à 2 fr 10 c, 920 fr 75 c, et de la toile de coton à 1 fr 75 c; combien a-t-on donné de mètres de toile?

** P. 838. Un entrepreneur emploie 128 ouvriers qu'il paye 3 fr 25 c par jour, 52 qu'il paye 2 fr, et 45 qu'il paye 1 fr 50 c; quelle est sa dépense par jour?

** P. 839. Trouver le prix d'une pièce de vin de 220 litres, sachant qu'elle a été formée avec 150 litres à 0 fr 75 c et 70 litres à 0 fr 60 c.

** P. 840. Dans un tonneau, on a versé 200 litres de vin à 0 fr 55, et 20 litres d'eau, quel est le prix du litre?

** P. 841. Quel est le prix du litre d'une pièce de vin de 240 litres, sachant qu'on l'a formée avec 150 litres à 0 fr 75 c et 90 litres à 0 fr 35 c?

** P. 842. Quel est le prix d'un panier de vin qui contient 15 bouteilles à 2 fr 25 c, 18 bouteilles à 2 fr 75 c, et 14 bouteilles à 3 fr 75 c?

** P. 843. Quelle est la recette d'un marchand de vin qui débite 45 litres à 2 fr 25 c, 75 litres à 1 fr 75 c, 149 litres à 0 fr 90 c, et 345 litres à 0 fr 65 c?

** P. 844. Trouver le montant d'une quête faite à domicile pour les pauvres, sachant qu'elle se compose des pièces suivantes : 10 pièces de 50 fr, 16 pièces de 20 fr, 25 pièces de 10 fr, 75 pièces de 5 fr, 345 pièces de 2 fr, 452 pièces de 1 fr, 842 pièces de 0 fr 50 c, et 976 pièces de 0 fr 20 c.

** P. 845. Quel est le montant d'une facture qui porte 27 mètres de soie à 3 fr 75 c, 75 mètres de toile à 2 fr 45 c, et 29 mètres d'indienne à 1 fr 75 c?

** P. 846. Un convoi de Paris à Orléans transporte pour cette ville : 94 voyageurs de première classe, payant chacun 12 fr 50 c; 142 voyageurs de deuxième classe, payant chacun 9 fr 40 c, et 215 voyageurs de troisième classe, payant chacun 7 fr, quelle a été la recette de l'administration?

P. 847. Une personne a acheté pour 2 fr 60 c de viande, pour 1 fr 45 de légumes, pour 2 fr 10 c de fromage, et pour 8 fr 75 c d'autres objets; combien a-t-elle dépensé?

* P. 848. J'ai acheté un pantalon pour 8 fr 75 c, un gilet pour 5 fr 40, un chapeau pour 7 fr 20 c, une cravate pour 3 fr 75 c, une redingote pour 29 fr 40 c, et il me reste 48 fr 85 c; combien avais-je?

* P. 849. Une famille fait par jour la dépense suivante : lait 0 fr 55 c, café 0 fr 25 c, pain 1 fr 30 c, viande 0 fr 95 c, légumes 0 fr 40 c, vin 0 fr 75 c; quelle est la dépense au bout d'une semaine ou de 7 jours?

** P. 850. Une usine compte 18 ouvriers à 4 fr 75 c par jour, 22 à 3 fr 65 c, 34 à 3 fr 25 c, 17 à 2 fr 45 c; à combien s'élève la paye pour 12 jours de travail?

** P. 851. Un libraire vend 6 grammaires à 0 fr 65 c, 12 géographies à 0 fr 85 c, 15 géométries à 0 fr 95 c, et 24 histoires à 1 fr 10 c; que doit-il rendre si on lui donne 3 pièces de 20 fr?

** P. 852. Pour payer une marchandise, on donne 2 pièces de 50 fr, 2 de 20 fr, 14 de 5 fr, 24 de 2 fr, 42 de 1 fr, 46 de 0 fr 50 c, 72 de 0 fr 20 c; combien coûte-t-elle?

* P. 853. Une servante a acheté pour 0 fr 75 c de fromage, 1 fr 50 c de beurre, 0 fr 90 c de poisson, 0 fr 70 c de légumes, et 0 fr 35 c d'épices; combien doit-elle rendre sur 6 fr qu'elle a reçus?

** P. 854. Un marchand a acheté 654 mèt 75 cent de drap pour 4 579 fr 85, 957 mèt 85 cent de toile pour 3 452 fr 55 c, 456 mèt 50 cent d'indienne pour 45 fr 65 c, et enfin 145 mèt de ruban pour 580 fr 80 c; combien a-t-il acheté de mètres et que doit-il payer?

* P. 855. On donne 5 fr à Edmond; il achète un cahier de 0 fr 10 c, un cahier de 0 fr 20 c, un abrégé de grammaire de 0 fr 25 c, un de géographie de 0 fr 25 c, une histoire de 1 fr 10 c, un carton de 0 fr 50 c, et une ardoise de 0 fr 60 c; que doit-il rapporter à sa mère?

* P. 856. Une ménagère doit 24 fr 25 c au boulanger, 15 fr 75 c au boucher, 12 fr 40 c au brasseur, 9 fr 75 c au cordonnier, 26 fr 75 c à l'épicier; combien lui faut-il encore pour acquitter ces dettes, si elle n'a que 75 fr 75 c?

* P. 857. Une servante a acheté pour 1 fr 75 c de légumes, 2 fr 85 c de beurre, 1 fr 65 de fromage, 2 fr 45 c de viande et 0 fr 85 de fruits; que doit-elle rendre sur une pièce de 10 fr qu'elle a reçue?

* P. 858. Jean, qui avait 17 fr 75 c, achète un gilet 4 fr 75 c et une paire de souliers de 6 fr 55 c; il donne le reste à un pauvre; dites le montant de son aumône.

** P. 859. Dans une église on a fait quatre quêtes : la première a donné 37 fr, la deuxième 9 fr de plus, la troisième 52 fr, et la quatrième autant que la première et la deuxième; combien a-t-on ramassé en tout?

** P. 860. Un marchand achète 16 assiettes à 0 fr 13 c, 24 plats à 0 fr 22 c, 64 verres à 0 fr 09 c, 36 bouteilles à 0 fr 17 c; il revend les assiettes 0 fr 15 c, les plats 0 fr 25 c, les verres 0 fr 15 c, et les bouteilles 0 fr 25 c; que gagne-t-il sur chaque article?

** P. 861. Un épicier achète 340 kilog d'huile à 1 fr 75 c le kilog, 175 kilog de sucre à 0 fr 85 c, 78 kilog de fromage à 1 fr 40 c, et 87 kilog de beurre à 2 fr; que gagnera-t-il sur chaque article et sur le tout, s'il revend l'huile 2 fr 20 c, le sucre 0 fr 95 c, le fromage 1 fr 65 c, le beurre 2 fr 45 c?

** P. 862. Dans un atelier se trouvent 3 ouvriers qui rapportent par jour au patron, le premier 6 fr 50 c, le second 5 fr 50 c, et le troisième 4 fr 50; quel est le bénéfice du patron au bout de la semaine, s'il donne par jour, au premier 5 fr, au deuxième 4 fr 25, et au troisième 3 fr 25?

* P. 863. Sur une pièce de 5 fr, un écolier a acheté pour 3 fr 40 c de livres classiques, 0 fr 30 c de papier, 0 fr 15 c de plumes, 0 fr 10 c d'encre, une règle de 0 fr 20 c, et un crayon de 0 fr 10 c; combien doit-il rendre à ses parents?

* P. 864. Sur une pièce de 5 fr, un écolier achète pour 0 fr 40 c de livres classiques, 0 fr 40 c de papier, 0 fr 25 c de plumes, et 0 fr 10 c d'encre; combien doit-il rendre à ses parents?

* P. 865. Une servante achète pour 0 fr 75 c de lait, 1 fr 30 c de beurre, 1 fr 25 de fromage, 0 fr 90 c de légumes, et 1 fr 95 c de poisson; combien doit-elle rendre sur 10 fr?

*** P. 866. On achète 20 rames de papier à 8 fr 50 c, 3 douzaines de livres à 0 fr 75 c le volume, 50 grosses de plumes à 0 fr 85 c l'une, 6 registres à 2 fr 35 c, 5 douzaines de crayons à 0 fr 03 c. pièce, et enfin 25 douzaines de canifs à 16 fr la douzaine; combien le marchand doit-il rendre sur un billet de 1 000 fr qu'on lui donne en payement?

*** P. 867. Dans un atelier composé de 40 ouvriers, 15 sont payés à 4 fr 75 c. par jour, 18 à 5 fr 25 c, et les autres à 8 fr; quel sera le profit annuel de l'entrepreneur s'il reçoit 88 300 fr et qu'il dépense 2 340 fr en frais de loyer et d'entretien, sachant que les ouvriers ont travaillé 297 jours?

*** P. 868. Un maquignon a acheté 18 chevaux qu'il a payés 250 fr chacun, 28 à 340 fr, 15 à 205 fr, et 22 à 175 fr; il en vend 24 à 340 fr, 21 à 350 fr, 18 à 207 fr, et le reste 195 fr; quel est son bénéfice?

** P. 869. On partage une somme entre 45 personnes: 12 ont chacune 824 fr, 15 ont chacune 752 fr, et les autres chacune 548 fr 65 c; quelle est la somme partagée?

*** P. 870. Combien doit-on donner en argent pour payer 987 mètres de toile à 3 fr 15 c le mètre, 15 pièces de chacune 93 mètres 35 centimètres à 2 fr 45 c le mètre, et 7 pièces de chacune 101 mètres à 1 fr 95 c, si l'on a donné 17 pièces de drap de chacune 24 mètres 55 centimètres à 9 fr 75 c le mètre, et 14 pièces de 94 mètres 90 centimètres de percaline à 0 fr 85 c le mètre?

** P. 871. Un marchand a acheté 440 litres de vin pour 142 fr 60 c, et 412 litres pour 113 fr; il mêle le tout, et demande à quel prix lui revient le litre du mélange.

** P. 872. On a acheté 850 verres à 0 fr 15 c, on a payé 11 fr 25 c d'emballage et de transport, et 18 fr 45 c d'autres dépenses; combien doit-on revendre chaque verre pour gagner 55 fr 30 c sur le tout?

** P. 873. On a acheté 18 pièces de calicot de chacune 34 mètres pour 1 468 fr 80 c; en les revendant, on a perdu 30 fr 60; combien a-t-on perdu par mètre?

* P. 874. Un boucher a vendu 128 kilog de viande à 0 fr 90 c; il a reçu en payement 288 kilog de pain; on demande le prix du kilog de pain.

** P. 875. Un enfant use par an, pour sa chaussure, 3 paires de souliers à 4 fr 50 c, 2 paires de sabots à 0 fr 60 c, 2 paires de chaussons à 0 65 c, et 5 paires de bas à 0 fr 80 c; combien le père doit-il travailler de jours à 2 fr 50 pour cette dépense?

** P. 876. Un enfant use par année, pour son habillement, 3 pantalons à 5 fr 55 c, 2 habits à 8 fr 25 c, 2 gilets à 2 fr 50 c, 3 blouses à 3 fr 75 c, et une ceinture de 0 fr 60 c; si le père gagne par jour 3 fr 50 c, et la mère 1 fr 50 c, combien ces frais leur prennent-ils de jours de travail dans l'année?

** P. 877. Un enfant use par année 3 chemises à 2 fr 25 c, 5 mouchoirs à 0 fr 40 c, 2 cravates à 1 fr 25 c; combien la mère doit-elle travailler de jours à 0 fr 75 c pour gagner tous ces articles?

** P. 878. Une personne qui devait 780 fr a donné 28 pièces de 20 fr et 24 pièces de 5 fr; combien doit-elle donner de pièces de 2 fr pour que sa dette soit payée?

** P. 879. Une personne voulant acquitter une dette de 1 211 fr donna 289 pièces de 5 fr, à condition qu'on lui rendrait de la toile à 3 fr le mètre; combien en a-t-elle reçu de mètres?

*** P. 880. On a vendu 137 poutres; 43 d'entre elles ont été payées 3 655 fr; pour chacune des autres on a reçu 19 fr de moins que pour chacune des premières; combien a-t-on reçu en somme pour les dernières?

** P. 881. Combien faut-il payer pour 42 rouleaux d'images contenant chacun 36 feuilles, et la feuille 8 images à 0 fr 25 c la feuille?

*** P. 882. Un particulier a acheté vingt voitures de chacune 3 400 briques à 15 fr 50 le mille; il a payé par mille briques 0 fr 30 c pour le transport, et 0 fr 10 c pour le chargement; combien a-t-il déboursé?

** P. 883. Deux ballots de toile ont été payés 2 520 fr 57 c; le 1er contenait 15 pièces de 27 mètres, le 2e 18 pièces de 34 mètres; on avait obtenu 72 fr 80 c de rabais; quel était le prix du mètre?

** P. 884. Un aubergiste a du vin à 0 fr 45 c, à 0 fr 50 c, à 0 fr 70 c, et à 0 fr 80 c; il en a 345 litres de chaque prix; s'il les mélange, dites le prix du litre.

** P. 885. Quatorze pièces de vin contiennent chacune 228 litres, et coûtent 123 fr 40 c; quel sera le bénéfice du marchand s'il vend le litre 0 fr 65 c?

** P. 886. Deux marchands ont fait un fonds de 45 280 fr ; le premier a mis 28 742 fr 70 c; combien a-t-il mis de plus que le second?

** P. 887. Deux ouvriers ont gagné ensemble 728 fr 75 c; le premier a gagné 439 fr; combien le second devrait-il encore gagner pour avoir autant que le premier?

* P. 888. Un négociant achète pour 2 800 fr de marchandises; pour les payer il emprunte 715 fr 10 c; combien avait-il?

** P. 889. Quelqu'un dépense 1 784 fr pour sa nourriture et son loyer, 670 fr pour son entretien, et 821 fr pour diverses dépenses, son revenu n'étant pas suffisant pour payer, il emprunte 453 fr 15 c; quel est ce revenu?

** P. 890. On a employé 47 ouvriers pendant 9 semaines pour faire un ouvrage auquel ils travaillaient 12 heures par jour; combien ont-ils employé d'heures?

* P. 891. Trois ouvriers ont employé 21 jours de 11 heures pour faire un ouvrage; combien un seul ouvrier aurait-il employé d'heures?

P. 892. On a partagé une somme entre 46 personnes, qui ont eu chacune 249 fr 65 c; quelle était cette somme?

** P. 893. On a partagé une somme entre 63 personnes qui ont eu chacune 158 fr 25 c, et on a donné 127 fr 40 c aux pauvres; quelle était cette somme?

* P. 894. J'avais 32 fr 75 c : j'ai dépensé 3 fr 80 c pour acheter du papier, 16 fr 15 c pour des livres, et 4 fr 35 c pour divers objets; combien me reste-t-il?

* P. 895. Je devais recevoir 1 834 mètres de toile, j'en ai reçu 527 m. 40 c, puis 239 m 95 c, et enfin 407 m 25 c; combien dois-je encore en recevoir?

P. 896. Quelle est la hauteur d'un escalier qui a 145 marches de chacune 0 mèt 18 c?

P. 897. On compte 123 marches dans un escalier qui a 22 m 14 c; quelle est la hauteur d'une marche?

* P. 898. Quel est le nombre des marches d'un escalier de 19 mèt de hauteur, si la hauteur d'une marche est de 0 m 20 c?

* P. 899. Quelle est la hauteur totale d'un escalier qui se compose de 4 parties ayant chacune 17 marches de 0 mèt 18 cent?

** P. 900. J'ai vendu des marchandises pour 7 240 fr; j'aurais gagné 968 fr 50 c si je les avais vendues 98 fr 40 c de plus; combien coûtaient-elles?

** P. 901. J'ai acheté des marchandises pour 1 745 fr; si je les avais vendues 100 fr de plus, j'aurais gagné 1 360 fr 30 c; combien les ai-je revendues?

** P. 902. La différence de deux nombres est 726, le plus grand est 29 475; quel est le plus petit?

** P. 903. La différence de deux nombres est 504, le plus petit est 9 207; que resterait-il du plus grand si l'on en retranchait 748?

** P. 904. En revendant 784 mèt de drap 14 112 fr, on gagne 3 136 fr; quel est le prix d'achat du mètre?

** P. 905. En revendant 674 mèt de drap, on gagne 2 359 fr; combien faudra-t-il vendre de mètres pour gagner 294 fr?

*** P. 906. Un maquignon a vendu des chevaux pour la somme de 224 172 fr; il a perdu sur chaque cheval 33 fr 70 c, et sa perte totale se monte à 7 394 fr 40 c; combien chaque cheval lui avait-il coûté?

** P. 907. Un voyageur doit parcourir 1 320 kilomèt en 24 jours; mais comme il ne peut faire que 33 kilom par jour, on demande de combien de jours il devrait avancer son départ pour arriver au jour fixé.

** P. 908. Pour 1 296 fr 75 c on a eu 3 pièces de ruban de chacune 45 mètres, 7 pièces de 28 m et 4 pièces de 31 m; quel est le prix du mètre?

** P. 909. Combien aura-t-on de mètres d'une étoffe estimée 4 fr 55 le mètre, pour 628 mètres de calicot à 1 fr 55 c le mètre?

P. 910. Un marchand a acheté du drap qu'il a revendu 6 218 fr 50 c; il a perdu 143 fr 40 c; combien l'avait-il acheté?

* P. 911. Pour payer une dette on donne en argent 6 240 fr 70 c avec deux billets, l'un de 1 234 fr, l'autre de 705 fr, et l'on doit encore 179 fr 45 c; combien devait-on?

** P. 912. Un fermier a récolté 2 646 gerbes; combien lui faudra-t-il de jours pour les battre, s'il y emploie 7 ouvriers qui battent chacun 42 gerbes par jour?

** P. 913. La récolte d'un fermier est de 2 646 gerbes; si chaque gerbe donne 4 litres de grains, et si le prix du litre est de 0 fr 21 c, quelle est la valeur de la récolte?

** P. 914. Un fermier qui a 21 vaches a retiré 2 044 fr 35 c pour la vente du beurre de l'année, à 1 fr 65 c le kilog; combien chaque vache a-t-elle fourni de kilogrammes de beurre?

** P. 915. On a vendu 180 barils d'huile à 218 fr le baril; on a fait 8 910 fr de bénéfice définitif; combien avait-on payé le baril?

** P. 916. En revendant 127 barils d'huile 19 304 fr, on a gagné 3 683 fr; combien avait-on payé le baril?

** P. 917. On a acheté 137 barriques de vin de 117 litres chacune, à 0 fr 45 c le litre; on les a revendues à 0 fr 55 c le litre; quel a été le bénéfice total?

* P. 918. Combien a-t-on payé pour 613 barriques d'huile de chacune 84 litres, si le litre coûte 2 fr 15 c?

* P. 919. Pour un berceau en fer construit dans un jardin, il a fallu 2 758 kilog de fer à 0 fr 85 c le kilog, le travail compris; que doit-on payer?

*** P. 920. On avait d'abord 5 695 fr pour une entreprise; chaque jour les recettes étaient de 398 fr, et les dépenses de 415 fr; combien de temps l'entreprise a-t-elle duré?

*** P. 921. Une entreprise qui a commencé avec 8 604 fr a duré 478 jours; les recettes s'élevaient à 387 fr par jour; quelle était la dépense journalière?

** P. 922. Pendant 74 jours, une fabrique a éprouvé un déficit de 7 308 fr; la recette journalière était de 522 fr; combien dépensait-on par jour?

** P. 923. Sur une prise de 6 385 fr on donne 126 fr aux pauvres, 1 723 fr aux officiers, et 432 soldats se partagent le reste; dites la part de chacun.

*** P. 924. Sur une somme de 76 366 fr 75 c on a prélevé 843 fr 25 pour les pauvres; 43 personnes ont eu chacune 247 fr 25 c, les autres ont eu chacune 163 fr 55 c; quel était leur nombre?

** P. 925. Un particulier a 784 litres de vin à 0 fr 55; il y ajoute 16 litres d'eau; à combien lui revient le litre?

*** P. 926. On a acheté 647 douzaines de pommes à 0 fr 14 c la douzaine, et 355 douzaines à 0 fr 23 c; on les mêle toutes; combien faut-il revendre la douzaine pour gagner 21 fr 70 c sur le tout?

** P. 927. Pour une remonte de 375 chevaux on a depensé 191 974 fr, y compris 11 224 fr de frais accessoires; combien a-t-on payé chaque cheval?

* P. 928. Un réservoir contenant 5 073 litres peut être rempli en 57 minutes par un tuyau; combien ce tuyau donne-t-il de litres par minute?

** P. 929. Huit douzaines de chapeaux ont été payées 691 fr 20 c; combien doit-on revendre la douzaine pour gagner 1 fr 40 par chapeau?

*** P. 930. Je devais 4 867 fr à un particulier; je lui donne d'abord 3 475 fr, ensuite 950 fr, je lui vends 5 stères de bois pour 44 fr; s'il me fait une remise sur ma dette de 17 fr 95 c, combien lui dois-je encore?

** P. 931. Deux particuliers doivent ensemble 9 634 fr 75 c; le premier donne d'abord 1 346 fr 35 c, ensuite 2 346 fr 75 c; que lui reste-t-il à payer, sachant que la part du second est de 5 464 fr 80 c?

** P. 932. Un père de famille donne chaque jour 7 heures au sommeil, 10 heures au travail, et 2 heures à ses repas; quel temps a-t-il donné à chacune de ces occupations pendant une semaine de travail ou 6 jours?

** P. 933. Un ouvrier donne chaque jour 6 heures au sommeil, 10 heures au travail et 1 heure à ses repas; combien d'heures emploie-t-il à chacune de ces occupations pendant les 305 jours de travail d'une année?

P. 934. La nourriture de 5 chevaux coûte par jour 9 fr 75 c; à combien s'élèverait-elle pour 20 jours?

P. 935. Un marchand, ayant gagné une certaine somme, donne 245 fr au bureau de bienfaisance, et il lui reste 7458 fr; quelle somme avait-il gagnée?

* P. 936. Un négociant ayant réalisé un certain bénéfice donne 200 fr à une quête, et fait distribuer 1 300 fr aux pauvres de son quartier; trouver son bénéfice, sachant qu'il lui reste 9 875 fr.

** P. 937. Deux négociants se font un échange : le premier donne au second 450 litres de vin à 0 fr 80 c, et 1 800 litres à 0 fr 90 c; le second donne au premier 900 litres de liqueur; quel est le prix du litre de liqueur?

* P. 938. Une pièce d'eau-de-vie de 125 litres coûte 96 fr, les droits sont de 54 fr, et le transport de 7 fr; combien doit-on vendre le litre pour gagner 24 fr 25 c sur le tout?

** P. 939. Un marchand a vendu 6 pièces de drap pour 3 454 fr 50 c; combien lui avait coûté le mètre, sachant que chaque pièce contient 47 mèt, et qu'il a gagné 958 fr 80 c sur le prix d'achat?

** P. 940. On a vendu 6 752 fr 45 c 17 pièces de drap de chacune 28 mèt; combien avait-on payé le mètre, si l'on a perdu en tout 387 fr 55 c?

** P. 941. En vendant 14 pièces de vin contenant chacune 231 lit, on a perdu 102 fr 50 c, sur 1 881 fr 20 c qu'on avait déboursés; à quel prix a-t-on revendu le litre?

** P. 942. Un ballot contenant 18 pièces de mérinos a été payé 5 872 fr 50 c, à raison de 7 fr 25 c le mètre; quelle est la longueur d'une pièce?

** P. 943. Un marchand a vendu 32 sacs de blé à raison de 29 fr 25 c le sac; quelle somme lui coûtaient-ils, s'il a fait un bénéfice net de 49 fr 85 c?

* P. 944. Cinq charrettes sont chargées chacune de 13 sacs de pommes de terre; le chargement total coûte 455 fr; quel sera le prix du sac?

* P. 945. Un maquignon a vendu 39 chevaux chacun 348 fr; à cette vente il perd 57 fr 25 c par cheval; quelle est sa perte totale?

** P. 946. Un marchand a acheté 18 pièces de rouennerie chacune de 43 mètres, à 3 fr 85 c le mètre; sachant qu'il a gagné 143 fr 15 c en les revendant, on demande combien il les a vendues ensemble.

*** P. 947. On a acheté 8 pièces de vin contenant chacune 215 litres, à 0 fr 40 c le litre; on y a ajouté 395 litres d'eau, et on a revendu le litre 0 fr 35 c; quel est le bénéfice?

* P. 948. Un marchand a acheté 932 mètres de casimir pour 4 044 fr 70 c; combien a-t-il gagné sur son marché en revendant le mètre 19 fr 40 c?

*** P. 949. On a vendu 247 redingotes 8 506 fr 40 c; pour chacune on a dépensé 21 fr 50 c de drap et 3 fr 75 c de fournitures, la façon a coûté 10 fr 40 c; combien a-t-on gagné par redingote?

** P. 950. Un équipage ayant fait une prise, le capitaine a eu 18 740 fr 25 c, 11 officiers ont eu chacun 9 643 fr 75, 15 sous-officiers chacun 5 469 fr 15 c, et 240 hommes de l'équipage chacun 943 fr 75 c; à combien s'élevait cette prise?

** P. 951. Dans une famille, le père gagne 3 fr 50 c par jour, le fils aîné 2 fr 40 c, le puîné 2 fr, le cadet 1 fr 50 c; combien ont-ils gagné pendant 17 mois de 25 jours ouvrables?

** P. 952. Un rentier a 2 041 fr 75 c de revenu, il dépense 4 fr 25 c par jour; combien aura-t-il économisé au bout de 3 ans de chacun 365 jours?

** P. 953. On a partagé une somme entre 79 personnes; chacune ayant donné 8 fr aux pauvres a eu de reste 146 fr 45 c; quelle était la somme totale?

** P. 954. On a déboursé 1 978 fr 50 c pour 145 douzaines de mouchoirs que l'on a revendus 16 fr 50 c la douzaine; combien a-t-on gagné?

** P. 955. On a acheté 217 douzaines de mouchoirs à 19 fr 75 c la douzaine, et l'on a revendu chaque mouchoir 2 fr 05 c; quel bénéfice a-t-on fait?

** P. 956. Un marchand a vendu 278 mètres 45 cent de drap à 8 fr 75 c le mètre; il a reçu en payement 349 mèt 85 c de mérinos à 4 fr 35 c le mètre, et le reste en argent; combien a-t-il reçu en argent?

** P. 957. Un commis reçoit 1 410 fr d'appointements par an; que doit-il recevoir pour 7 mois?

** P. 958. Un commis reçoit 1 500 fr d'appointements par an; que doit-il recevoir pour 22 mois?

** P. 959. Un commis qui reçoit 1 710 fr d'appointements par an a perdu 3 mois; quelle sera sa retenue?

*** P. 960. Quels sont les appointements annuels d'un commis qui a reçu 1 050 fr pour 7 mois?

** P. 961. Un commis, ayant 1 320 fr d'appointements, vient de recevoir 850 fr; combien de mois a-t-il reçus?

** P. 962. Un commis dont les appointements sont de 1 680 fr n'a reçu que 1 400 fr pour son année; combien de mois a-t-il perdus?

** P. 963. Un ouvrier gagne 3 fr 50 c par jour, et il dépense 1 fr 85 c; que lui reste-t-il au bout d'une semaine de 7 jours, dont 6 de travail?

** P. 964. Un ouvrier gagne 4 fr 55 c par jour, mais il dépense 3 fr 15 c; que lui reste-t-il au bout d'un mois de 31 jours, dont 25 de travail?

* P. 965. En 15 mois, un ouvrier a gagné 1 680 fr, on demande à combien s'est élevée sa dépense mensuelle s'il lui reste 326 fr 25 c.

* P. 966. Un marchand de bœufs en a vendu 274 pour 88 063 fr 60 c, avec un bénéfice total de 1 808 fr 40 c; combien chaque bœuf lui avait-il coûté?

* P. 967. Un aubergiste vend chaque jour 8 litres d'eau-de-vie, 35 litres de vin et 18 litres de bière; combien vend-il de chaque boisson dans le courant de l'année?

* P. 968. Un ouvrier doit 1 375 fr; il paye 125 fr par mois; dans combien de mois aura-t-il payé le tout?

* P. 969. Un tailleur a tiré 9 manteaux d'une pièce de drap qui lui a coûté 600 fr; s'il vend chaque manteau 170 fr, quel est son bénéfice?

* P. 970. Un tailleur tire 6 manteaux d'une pièce de drap qui lui a coûté 495 fr; combien doit-il vendre chaque manteau pour gagner 465 fr sur la pièce de drap?

* P. 971. Un marchand a reçu 16 pièces de vin à 60 fr; après le payement, il lui reste 375 fr; quelle somme avait-il auparavant?

P. 972. Un boucher a fourni à un établissement, pendant 30 jours, 125 kilog de viande par jour; combien a-t-il livré de kilogrammes?

P. 973. Un boucher a fourni à un établissement, pendant 25 jours, 95 kilog de viande par jour, à 1 fr 20 c le kilog; quelle somme doit-il recevoir?

** P. 974. Un boucher de Paris qui a fourni de viande un établissement pendant 30 jours, à raison de 1 fr 80 le kilog, a reçu 6 750 fr; combien a-t-il livré de kilog par jour?

** P. 975. J'ai acheté 278 volumes pour 264 fr 10 c; combien payerai-je de volumes en donnant 194 fr 75 c?

** P. 976. J'ai acheté 340 volumes pour 204 fr, je paye 150 fr comptant; combien reste-t-il de volumes à payer?

* P. 977. Une roue de voiture fait 23 tours par minute; combien en fera-t-elle pendant 3 heures?

*** P. 978. Une roue fait 24 tours par minute, et chaque tour fait avancer la voiture de 5 mèt 40 c; quel est l'espace parcouru en 2 heures 25 minutes?

* P. 979. Une voiture doit franchir, en 1 heure 35 minutes, une distance de 4750 mèt; quel est l'espace parcouru pendant une minute?

** P. 980. Une roue fait 18 tours par minute; de combien un tour fait-il avancer la voiture, si 7650 mètres ont été franchis en une heure 25 minutes?

** P. 981. Une famille mange par jour 2 pains de 2 kilog à 0 fr 40 c le kilog; combien le père doit-il travailler de jours à 4 fr pour payer le pain de 30 jours?

** P. 982. Une famille mange par jour 3 pains de 2 kilog à 0 fr 30 c le kilog; combien le père doit-il travailler de jours à 3 fr pour payer le pain d'une année de 365 jours?

* P. 983. Une famille boit par jour 2 litres de vin à 0 fr 60 c; quelle est sa dépense au bout d'une semaine?

* P. 984. Une famille a bu, pendant un mois de 30 jours, pour 27 fr. de vin à 0 fr 60 c le litre; quelle a été la dépense par jour?

** P. 985. Une famille boit par jour 2 litres de vin à 0 fr 48 c le litre; si elle remplace le vin par de la bière à 0 fr 24 c, en faisant la même dépense, combien faudra-t-il de litres de bière?

** P. 986. Une famille boit par jour 2 litres de vin à 0 fr 75 c; si elle remplace le vin par 4 lit de bière à 0 fr 18 c. le litre, quelle sera l'économie d'une semaine?

** P. 987. Une famille boit par jour 5 litres de bière à 0 fr 20 c; combien faut-il que le père travaille de jours à 3 fr 50 c pour payer la bière d'une semaine?

** P. 988. En revendant 0 fr 95 c le litre de vin d'une pièce de 220 litres, on gagne 44 fr; quel est le prix d'achat d'un litre?

** P. 989. Trouver la contenance d'une pièce de vin, sachant que le litre revient à 0 fr 60 c, et que si on le revend 0 fr 75 c, on fait un bénéfice total de 34 fr 50 c.

** P. 990. Une pièce de vin contient 220 litres; si on revend le litre 0 fr 75 c, on fait une perte totale de 39 fr 60 c; quel est le prix d'achat du litre?

** P. 991. Trouver en litres la contenance d'une pièce de vin, sachant que le litre revient à 0 fr 75 c, et que si on le revend 0 fr 60 c, on fait une perte totale de 34 fr 20 c.

P. 992. En vendant 758 mètres d'étoffe 4 562 fr 85 c, j'ai gagné 615 fr 70 c; combien les avais-je payés?

*** P. 993. Si j'avais vendu des marchandises 2 537 fr 60 c, j'aurais gagné 840 fr; combien les ai-je vendues, si je n'ai gagné que 715 fr?

*** P. 994. J'ai gagné 543 fr 25 c sur des marchandises que j'ai vendues; si j'avais gagné 631 fr 40 c, je les aurais vendues 4 927 fr 35 c; combien ces marchandises ont-elles été vendues?

* P. 995. Si j'avais 1 540 fr de plus, je pourrais payer une dette de 24 250 fr 85 c; combien ai-je?

** P. 996. Si j'avais 924 fr de plus, je pourrais payer 12 432 fr, et j'aurais 643 fr de reste; combien ai-je?

*** P. 997. Jules, ayant une certaine somme, emprunte 90 fr; il paye une dette de 847 fr 75 c, et touche 545 fr. 85 c, qui lui étaient dus; puis il rentre chez lui avec 946 fr 85 c, après avoir dépensé 12 fr 45 c; quelle somme avait-il en partant?

** P. 998. Trouver le prix d'achat d'une maison, sachant que, si on l'eût achetée 1 875 fr meilleur marché, on gagnerait 6 476 fr en la revendant 87 979 fr.

** P. 999. Trouver le prix d'achat d'une maison, sachant qu'après y avoir fait pour 2 450 fr de réparation, on gagne 9 428 fr en la revendant 100 457 fr.

*** P. 1000. Un fermier a mélangé 120 hectol de blé à 18 fr 75 c avec 83 hectol à 16 fr 45 c et 74 hectol à 15 fr; il a vendu l'hectolit du mélange 17 fr 85 c; combien a-t-il gagné?

* P. 1001. Un particulier achète 276 douzaines d'œufs à 0 fr 55 c la douzaine; il les revend 0 fr 65 c la douzaine; quel est son bénéfice?

*** P. 1002. Un libraire achète 756 volumes à 2 fr 15 c le volume; à cause du treizième, il en reçoit 819 qu'il revend 2 fr 35 le volume; quel est son bénéfice?

** P. 1003. Si j'avais 459 fr de plus, je pourrais payer 7 469 fr 75 c que je dois, et il me resterait 1 325 fr 25 c; combien ai-je?

** P. 1004. Deux de mes amis me prêtent, l'un 450 fr 75 c, l'autre 879 fr 25 c; je paye 14 825 fr, et il me reste 248 fr; combien avais-je avant d'emprunter?

** P. 1005. Si j'avais 425 fr 85 c de plus, je pourrais payer deux dettes, l'une de 845 fr 75 c, et l'autre de 976 fr 85; combien ai-je?

** P. 1006. Émile emprunte 875 fr 25 c, et il lui manque encore 346 fr 75 c pour qu'il puisse payer deux dettes, l'une de 1 425 fr 85 c, et l'autre de 978 fr 75 c; combien a-t-il après son emprunt?

** P. 1007. J'ai 345 fr 75 c; combien dois-je emprunter pour payer deux dettes, l'une de 879 fr 85 c, l'autre de 1 245 fr 95 c, et acheter 12 mètres de drap à 2 fr 75 c le mètre?

** P. 1008. Une marchandise a été achetée 1 240 fr 80 c; combien faut-il la revendre pour gagner le cinquième du prix d'achat?

** P. 1009. Une marchandise a été achetée 8 460 fr; combien faut-il la revendre pour gagner le tiers du prix d'achat plus 174 fr 45 c?

*** P. 1010. Une marchandise a été achetée 760 fr. 40 c; si on l'avait revendue 46 fr 70 c de plus, on aurait gagné la moitié du prix d'achat; combien l'a-t-on revendue?

*** P. 1011. Une marchandise a été achetée 946 fr 20 c, et, en la revendant, il s'en faut de 43 fr que l'on ait gagné le tiers du prix d'achat; combien l'a-t-on revendue?

*** P. 1012. Si un négociant, en revendant une marchandise 1 240 fr, gagne le quart du prix de vente, plus 40 fr 80 c, combien l'a-t-il achetée?

** P. 1013. De quatre personnes, la première a 1 507 fr, la seconde 181 fr de moins que la première, la troisième 75 fr de plus que la seconde, la quatrième 206 fr 70 c de moins que la première; quelle a été la part de chacune des trois dernières?

* P. 1014. Une pièce d'étoffe contient 103 mètres 85 centimètres, une seconde contient 13 m 25 c de moins, une troisième contient 17 mèt 65 c de moins que la première; quelle est la longueur des deux dernières?

** P. 1015. Pierre a 840 fr, Jean a 80 fr de plus que Pierre, et Paul a autant que les deux premiers plus 40 fr; quel est l'avoir de Jean et celui de Paul?

*** P. 1016. Trois associés se partagent une somme; le premier prend 450 fr 60 c, le second prend 2 fois autant moins 46 fr 70 c, la troisième part égale le tiers de la première, plus la moitié de la seconde, plus 54 fr. 75 c; quelle est la somme partagée?

** P. 1017. Deux associés se sont partagé une somme: le premier a eu 445 fr 85 c, le second a eu trois fois autant que le premier, moins 246 fr 25 c; quelle est la somme partagée?

** P. 1018. Deux associés doivent se partager 945 fr 75 c, de manière que la part du second soit double de celle du premier; quelles seront les deux parts?

** P. 1019. Trois amis ont dépensé une certaine somme: le premier a dépensé 784 fr 30 c, le deuxième 251 fr de plus que le premier, et le troisième 301 fr 70 c de plus que le second; quelle est la dépense des deux derniers?

** P. 1020. Un laboureur a récolté 784 hectolitres de froment dans un terrain; dans un autre il en a récolté 54 de plus que dans le premier; dans un troisième, 172 de plus que dans le premier; combien a-t-il récolté d'hectolitres dans les deux derniers, et combien dans les trois ensemble?

** P. 1021. Un marchand de bois a acheté 546 stères dont la moitié à 13 fr. 75 le stère, et le reste à 15 fr 15 c; combien doit-il débourser, s'il a payé pour le mesurage 0 fr 20 c par stère?

** P. 1022. Un boulanger a fourni 156 pains de 4 kilog, dont la moitié à raison de 0 fr 25 c le kilog, et le reste à 0 fr 28 c; que doit-on lui payer?

*** P. 1023. Jules dit que, si on mettait 75 fr 40 c dans sa bourse, il y aurait le double de l'argent qui s'y trouve plus 29 fr 75 c; quel est l'argent contenu dans la bourse?

** P. 1024. En retranchant 175 fr 45 c d'une somme, on la diminue de moitié; quelle est cette somme?

*** P. 1025. En ajoutant 194 fr 40 c à une somme, on la rend 3 fois plus forte; quelle est cette somme?

*** P. 1026. Si l'on ajoute 146 fr 80 c à une somme, il s'en faut de 24 fr 20 c qu'elle soit triplée; quelle est cette somme?

*** P. 1027. Si l'on retranche 495 fr 45 c d'une somme, il s'en faut de 845 fr 75 c qu'on ait retranché le tiers de la somme; quelle est cette somme?

*** P. 1028. Un marchand de vin en a acheté 12 pièces à 87 fr l'une; il en vend 4 pour 380 fr; combien doit-il vendre chacune des autres pour réaliser sur les 12 un bénéfice total de 156 fr ?

** P. 1029. Un marchand de vin a acheté 24 pièces à 92 fr l'une, et a payé par pièce 45 fr d'octroi; combien doit-il vendre la pièce pour gagner en tout 288 fr ?

*** P. 1030. Que doit payer un marchand de vin qui a acheté 34 pièces de 220 litres à 78 fr l'une, si l'octroi est de 0 fr 20 par litre, le transport et la mise en cave chacun de 0 fr 75 c par pièce ?

** P. 1031. On a donné 456 mètres de drap pour payer 1 824 mèt de toile; à combien revient le mètre de toile si le mètre de drap vaut 14 fr ?

** P. 1032. J'ai acheté 5 douzaines de chapeaux à 8 fr 85 c la pièce; je donne en payement 24 mèt de drap à 8 fr 75 c; que dois-je encore ?

** P. 1033. En revendant 15 chevaux 7 700 fr, on gagne 2 300 fr; quel est le prix d'achat d'un cheval ?

*** P. 1034. Un marchand fait venir 1 640 assiettes à 15 fr le 100; combien doit-il revendre chaque assiette pour gagner 46 fr sur le tout, s'il s'en est cassé 40 en route, et si les autres dépenses du transport montent à 12 fr ?

P. 1035. Un cocher de fiacre a fait dans une journée 12 courses à 1 fr 25 c; combien a-t-il reçu ?

* P. 1036. Un cocher a fait 14 courses à 1 fr. 50 c, et a reçu chaque fois 0 fr 15 c de gratification des voyageurs; quelle a été sa recette ?

* P. 1037. Quel est le nombre de courses à 1 fr 10 c que doit faire un cocher, pour gagner 8 fr 80 c ?

** P. 1038. Quel est le nombre de courses à 1 fr 50 c que doit faire un cocher, pour avoir une recette de 19 fr 20 c, en y comprenant une gratification de 0 fr 10 c qu'il reçoit à chaque course ?

** P. 1039. Un cocher a reçu 12 fr 60 c pour 9 courses; quel est le prix d'une course, s'il a reçu chaque fois 0 fr 15 c de gratification ?

** P. 1040. Un cocher a reçu 16 fr 20 c pour 12 courses à 1 fr 20 c et pour les gratifications; quelle est la valeur moyenne de ces gratifications ?

* P. 1041. Un robinet qui verse 14 litres en une minute remplit un bassin en 2 heures; quelle est en litres la contenance du bassin ?

** P. 1042. Un robinet qui verse 12 litres en une minute remplit un bassin en 2 heures 45 minutes; quelle est en litres la contenance du bassin?

** P. 1043. Un bassin a une contenance de 2880 lit; combien d'heures mettra, pour le remplir, un robinet qui verse 12 litres par minute?

** P. 1044. Un bassin a une contenance de 1980 litres; quelle quantité d'eau y verse par minute un robinet qui le remplit en 3 heures?

*** P. 1045. Un bassin a une contenance de 11400 lit; combien d'heures mettra, pour le remplir, un robinet qui verse 50 litres en 5 minutes?

** P. 1046. Deux robinets qui versent par minute, l'un 12 litres, et l'autre 16 litres, remplissent ensemble un bassin en 3 heures 15 minutes; quelle est en litres la contenance de ce bassin?

** P. 1047. Un bassin a une contenance de 4775 lit; combien d'heures mettront, pour le remplir, 2 robinets qui versent par minute, l'un 10 litres, et l'autre 15?

*** P. 1048. Un bassin, d'une contenance de 3688 lit, est rempli en 3 heures 57 minutes par 2 robinets, dont l'un verse 16 litres par minute; quelle quantité le second robinet verse-t-il en une minute?

*** P. 1049. Deux robinets qui versent par minute, l'un 10 litres, l'autre 15 litres, remplissent ensemble un bassin en 2 heures 20 minutes; combien faudrait-il d'heures au premier robinet, s'il était seul, pour remplir ce bassin?

*** P. 1050. Un particulier achète 12 volumes à 2 fr 60 c, il en reçoit 13 pour 12; à combien lui revient le volume?

*** P. 1051. Un ouvrage revient net à 3 fr 50 c au libraire; combien doit-il revendre la douzaine pour gagner sur chaque ouvrage 0 fr 70 c, sachant qu'il en donne 13 pour 12?

** P. 1052. Un libraire a 723 volumes qui lui reviennent à 2500 fr 66 c; il les a vendus 2847 fr 70 c; combien a-t-il gagné par volume?

*** P. 1053. Un libraire achète 852 volumes à 14 fr 50 c la douzaine; il reçoit le treizième en sus; quel est son bénéfice s'il revend chaque volume 1 fr 65 c?

** P. 1054. Un libraire a livré 1703 exemplaires d'un ouvrage; combien lui en avait-on demandé, s'il en a donné 13 pour 12?

** P. 1055. Un marchand a acheté des fagots à 18 fr 75 la douzaine, à condition qu'on lui donnerait 13 fagots pour 12; il en a reçu 234, qu'il a revendus 1 fr 65 c la pièce; quel est son bénéfice?

*** P. 1056. Un marchand a acheté 48 douzaines de fagots à 0 fr 14 c pièce; il en a eu 13 pour 12, et il a revendu chaque fagot 0 fr 20 c; quel est son gain?

*** P. 1057. Un marchand de bois a acheté un certain nombre de fagots à 1 fr 70 c la douzaine, à condition de recevoir le treizième; il a reçu 975 fagots, qu'il a revendus 0 fr 22 c la pièce: quel est son bénéfice?

*** P. 1058. Un serrurier a acheté 5 douzaines de serrures à 4 fr 55 c la pièce; il en a eu 13 pour 12; en les posant il en a égaré deux; quel bénéfice a-t-il fait sur ces serrures, s'il les a revendues 5 fr la pièce?

** P. 1059. Une laitière apporte au marché 72 litres de lait, qu'elle doit vendre 0 fr 25 c le litre; mais un accident lui fait verser 12 litres; combien doit-elle vendre le litre de ce qui lui reste pour ne rien perdre?

*** P. 1060. Un marchand apporte au marché 45 douzaines d'œufs, qu'il doit vendre 0 fr 85 c l'une: dans son trajet il casse 40 œufs; combien doit-il vendre la douzaine de ce qui lui reste pour ne rien perdre?

*** P. 1061. Un marchand reçoit une caisse contenant 40 oies, qui doivent être vendues 4 fr 15 c la pièce; il en donne 5 à un de ses amis; combien doit-il vendre les autres pour ne rien perdre?

*** P. 1062. Dites la longueur d'une pièce de drap qui a coûté 877 fr 50 c, sachant qu'en revendant 25 mètres pour 437 fr 50 c, on a gagné 2 fr 50 c par mètre.

*** P. 1063. Un marchand de vin en a acheté 4 pièces pour 700 fr; il a vendu 45 litres pour 27 fr, et a gagné 0 fr 10 par litre; quelle est la contenance d'une pièce?

*** P. 1064. J'ai acheté 60 pièces de drap d'égale longueur à 13 fr le mètre; en le revendant à 15 fr 60 c, je gagne 10 500 fr; dites la longueur de chaque pièce.

*** P. 1065. Un marchand achète 80 mètres de drap pour 1 200 fr; quel est son bénéfice sur 50 mètres qu'il vend 15 fr 50 c le mètre?

*** P. 1066. 75 mètres de drap coûtent 900 fr, combien faut-il vendre de mètres à 16 fr pour gagner 120 fr?

** P. 1067. On veut former une somme de 945 fr avec un nombre égal de pièces de 5 fr et de pièces de 2 fr; combien faut-il de pièces de chaque valeur?

** P. 1068. On désire payer 40 fr 80 c avec un nombre égal de pièces de 1 fr, 0 fr 50 c, et 0 fr 20 c; combien faut-il de pièces de chaque valeur?

** P. 1069. Lorsque le sucre coûte 2 fr 50 c le kilog, le café 3 fr, et le chocolat 3 fr 50 c, combien aura-t-on de kilogrammes de ces marchandises pour 72 fr, si l'on en veut autant de l'une que de l'autre?

** P. 1070. La somme de 930 fr est composée en égal nombre de pièces de 5 fr, 2 fr et 0 fr 50 c; combien y en a-t-il de chaque valeur?

** P. 1071. On a du drap à 15 fr, 12 fr et 9 fr; quelle est la recette sur une vente de 72 mètres, s'il y a un nombre égal de mètres de chaque pièce?

** P. 1072. Un épicier a vendu pour 142 fr de fromage; quel est son bénéfice, si le kilog lui a coûté 1 fr 75 c, et s'il le vend 2 fr?

** P. 1073. Un convoi de chemin de fer part avec 495 voyageurs; à la première station on dépose le neuvième des voyageurs, et on en reprend 64; à la deuxième station on dépose le tiers des voyageurs actuels, et on en prend 42; quel est alors le nombre des voyageurs?

** P. 1074. Un convoi de chemin de fer part avec 696 voyageurs; à la première station on dépose le sixième des voyageurs, et on en prend 48; à la deuxième station on en dépose le quart, et on en prend 34; à la troisième station on en dépose le cinquième, et on en prend 18; quel est alors le nombre des voyageurs?

** P. 1075. Un marchand d'allumettes fait par jour les dépenses suivantes : loyer 0 fr 30 c, nourriture 0 fr 90 c, habillement et autres frais 0 fr 60 c; combien doit-il vendre de boîtes à 0 fr 05 c pour couvrir ces dépenses, s'il achète la boîte 0 fr 02 c?

** P. 1076. Un marchand d'allumettes fait par jour les dépenses suivantes : loyer 0 fr 30 c, nourriture 0 fr 80 c, entretien 0 fr 40 c; quelle doit être sa recette par jour pour couvrir ces frais, si chaque boîte lui coûte 0 fr 03 c, et s'il la vend 0 fr 05 c?

** P. 1077. Un petit marchand fait par jour les dépenses suivantes : loyer 0 fr 40 c, nourriture 0 fr 95 c, aumône 0 fr 10 c, entretien 0 fr 25 c; combien doit-il vendre de pommes à 0 fr 05 c pour couvrir ces frais, si la pomme lui coûte 0 fr 04 c?

*** P. 1078. On a 4 pommes pour 0 fr 14 c, et on les vend 0 fr 20 c; quel sera le bénéfice sur 400 pommes?

*** P. 1079. Un petit marchand a 4 pommes pour 0 fr 14 c, et les vend 0 fr 20 c; combien doit-il vendre de pommes pour gagner 3 pièces de 5 fr?

*** P. 1080. Un petit marchand a 4 pommes pour 0 fr 14 c, et les vend 0 fr 20 c; quel est son bénéfice sur une vente de 18 fr?

*** P. 1081. Un marchand achète 4 pommes pour 0 fr 14 c, et il les revend 0 fr 20 c; combien doit-il vendre de pommes pour faire une recette de 15 fr?

*** P. 1082. Un marchand a 4 pommes pour 0 fr 14 c, et il les vend 0 fr 20 c; quelle doit être sa recette pour qu'il gagne 6 fr?

P. 1083. Une montre avance de 2 minutes par heure; de combien avance-t-elle au bout de 6 heures?

** P. 1084. Une montre avance de 3 minutes toutes les 2 heures; de combien avance-t-elle au bout de 18 heures?

*** P. 1085. Une montre avance de 3 minutes toutes les 4 heures; quelle est son avance au bout d'une semaine?

*** P. 1086. Une montre avance de 20 heures au bout de 50 jours; quelle est, en minutes, son avance par heure?

*** P. 1087. Une montre avance depuis 36 heures, à raison de 2 minutes toutes les 3 heures; quelle heure est-il lorsque la montre marque 5 heures 25 minutes?

*** P. 1088. Une montre avance depuis 45 heures, à raison de 3 minutes toutes les 5 heures; quelle heure marque la montre lorsqu'il est 8 heures 50 minutes?

*** P. 1089. Une montre avance depuis 18 heures; de combien avance-t-elle par heure, si elle marque 5 heures 25 minutes lorsqu'il est 5 heures 16 minutes?

** P. 1090. Une montre avance de 3 minutes toutes les 4 heures; depuis combien d'heures a commencé son avance, qui est de 12 minutes?

*** P. 1091. Une montre, à partir de 4 heures du matin, avance de 2 minutes toutes les 3 heures; quelle heure marque-t-elle à 7 heures du soir?

*** P. 1092. Une montre avance de 3 minutes toutes les 2 heures; depuis combien d'heures a commencé son avance, si, à 5 heures, elle marque 5 heures 27 minutes?

*** P. 1093. Une montre avance de 2 minutes en 3 heures; à quelle heure a commencé l'avance si, à 10 h. 20 m. du soir, elle marque 10 h. 32 m?

*** P. 1094. Une horloge retarde de 2 minutes toutes les 10 heures ; quel est son retard au bout de 15 jours ?

*** P. 1095. Une horloge retarde depuis 22 heures, à raison d'une minute toutes les 2 heures ; quelle heure est-il lorsque cette horloge marque 8 heures 55 minutes ?

*** P. 1096. Une horloge retarde depuis 33 heures, à raison de 2 minutes en 3 heures ; quelle heure marque cette horloge lorsqu'il est 3 heures 8 minutes ?

*** P. 1097. Une horloge retarde depuis 45 heures ; quel est son retard par heure, si elle marque 2 heures 48 minutes lorsqu'il est 3 heures 18 minutes ?

*** P. 1098. Une horloge retarde de 3 minutes toutes les 5 heures ; depuis combien d'heures a commencé son retard, si elle marque 4 heures 18 minutes lorsqu'il est 5 heures 9 minutes ?

*** P. 1099. Une horloge, à partir de 6 heures du soir, retarde de 3 minutes toutes les 2 heures ; quelle heure marquera-t-elle le lendemain à 10 heures du matin ?

*** P. 1100. Une horloge retarde de 2 minutes toutes les 5 heures ; quel jour et à quelle heure a commencé le retard, si, le samedi matin, à 4 heures 5 minutes, elle marque 3 heures 35 minutes ?

* P. 1101. Quelqu'un promet de donner 0 fr 75 c aux pauvres lorsqu'il aura gagné 9 fr 35 c ; que lui restera-t-il après cette aumône ?

** P. 1102. Quelqu'un promet de donner aux pauvres 0 fr 90 c toutes les fois qu'il aura gagné 12 fr 25 c ; que doit-il donner lorsqu'il a gagné 147 fr ?

*** P. 1103. Quelqu'un promet de donner 1 fr 25 c aux pauvres toutes les fois qu'il gagne 16 fr 25 c ; s'il a gagné 1 040 fr, que lui restera-t-il après son aumône ?

*** P. 1104. Quelqu'un promet de donner 1 fr 75 c aux pauvres toutes les fois qu'il gagne 24 fr 75 c ; quelle somme doit-il gagner pour que, son aumône faite, il lui reste 322 fr ?

*** P. 1105. Quelqu'un promet de donner 1 fr 50 c aux pauvres toutes les fois qu'il gagne 13 fr 50 c ; quelle est la valeur de son aumône lorsqu'il lui reste 192 fr ?

*** P. 1106. Quelqu'un promet de donner 1 fr 75 c aux pauvres toutes les fois qu'il gagne 17 fr 75 c ; trouver quelle somme il a gagnée, sachant que son aumône a été de 38 fr 50 c.

*** P. 1107. Quelqu'un promet de donner 0 fr 25 aux pauvres toutes les fois qu'il gagne 9 fr 25 c; que lui reste-t-il lorsque son aumône est de 5 fr 25 c?

*** P. 1108. Quelqu'un promet de donner aux pauvres une certaine somme toutes les fois qu'il gagne 11 fr 25 c; dire quelle est cette somme, sachant que, lorsque son gain est de 270 fr, son aumône est de 12 fr.

*** P. 1109. Quelqu'un promet de donner aux pauvres une certaine somme toutes les fois qu'il gagne 13 fr 75 c; dire quelle est cette somme, sachant que, lorsque son aumône est de 7 fr, il lui reste 185 fr 80 c.

*** P. 1110. Quelqu'un promet de donner 0 fr 75 c aux pauvres toutes les fois qu'il gagne une certaine somme; quelle est cette somme, si, pour un gain de 87 fr 50 c, son aumône est de 7 fr 50 c?

*** P. 1111. Quelqu'un promet de donner 1 fr 25 c aux pauvres toutes les fois qu'il gagne une certaine somme; dire quelle est cette somme, sachant que, lorsque l'aumône est de 10 fr, il lui reste 96 fr.

** P. 1112. Quelqu'un promet de donner 0 fr 85 c aux pauvres toutes les fois qu'il gagnera 7 fr 45 c; combien de fois a-t-il gagné cette somme, si son aumône est de 20 fr 40 c?

** P. 1113. Quelqu'un promet de donner 1 fr 10 c à un pauvre toutes les fois qu'il gagnera 13 fr; à combien de pauvres doit-il faire l'aumône lorsque son gain s'élève à 546 fr?

*** P. 1114. Chaque fois qu'un jeune ouvrier gagne 7 fr 50 c, son père lui donne 1 fr 50 c; quel est le don du père lorsque le gain du fils est de 52 fr 50 c?

*** P. 1115. Chaque fois qu'un jeune ouvrier gagne 6 fr 75, son père ajoute 1 fr 25 c; si le gain du fils est de 81 fr, que possède-t-il après le don du père?

*** P. 1116. Chaque fois qu'un jeune ouvrier gagne 5 fr 56 c, son père lui donne 0 fr 75 c; quel doit être le gain du fils pour que le don du père soit de 8 fr 25 c?

*** P. 1117. Chaque fois qu'un jeune ouvrier gagne 7 fr 50 c, son père y ajoute 1 fr 50 c; dire quelle somme il a gagnée, sachant qu'après le don de son père il possède 99 fr.

*** P. 1118. Chaque fois qu'un jeune ouvrier gagne 8 fr 25 c, son père y ajoute 1 fr 75 c; quel a été le don du père, si, après ce don, le fils possède 100 fr?

*** P. 1119. Chaque fois qu'un jeune ouvrier gagne

7 fr 25 c, son père y ajoute 1 fr 25; quelle somme possède le fils après avoir reçu de son père un don de 12 fr 50 c?

*** P. 1120. Chaque fois qu'un jeune ouvrier gagne 6 fr 25 c, son père lui donne une certaine somme; quelle est cette somme, si, lorsque le gain du fils est de 93 fr 75 c, le don du père est de 11 fr 26 c?

*** P. 1121. Chaque fois qu'un jeune ouvrier gagne 9 fr 25 c, son père lui donne une certaine somme; quelle est cette somme, si, lorsque le don du père est de 12 fr 25 c, le fils possède alors 77 fr?

*** P. 1122. Un marchand de drap vend, à raison de 12 fr 50 c le mètre, une étoffe qui lui revient à 9 fr; quel est son bénéfice au bout d'une journée, s'il a vendu pour 1 200 fr de cette étoffe?

*** P. 1123. Un marchand de vin vend 0 fr 75 c le litre du vin qui lui coûte 0 fr 60 c; quel est son bénéfice sur une vente de 63 fr 75 c?

*** P. 1124. Un marchand de bois vend 17 fr 50 c le stère, qui lui revient à 14 fr 25 c; à quelle somme doit s'élever la vente d'une journée pour qu'il puisse réaliser un bénéfice de 169 fr?

*** P. 1125. Un entrepreneur reçoit 24 100 fr pour payer des ouvriers qui ont travaillé pendant 123 jours; les uns gagnaient, par jour, 3 fr 50 c, les autres 4 fr 25 c, et les derniers 5 fr; le nombre des ouvriers est le même pour chacun des prix; combien y a-t-il d'ouvriers de chaque prix, l'entrepreneur ayant prélevé 2 144 fr 50 c pour son bénéfice?

*** P. 1126. En vendant du drap 9 fr 75 c le mètre, on a retiré 1 248 fr, sur lesquels on a 211 fr 20 c de bénéfice; combien faut-il vendre de mètres de drap pour gagner 353 fr 10 c?

*** P. 1127. Une revendeuse a acheté des œufs à 0 fr 45 c la douzaine; en les revendant elle a gagné 0 fr 15 c par douzaine, et son bénéfice total est de 2 fr 70 c; combien les œufs lui avaient-ils coûté?

*** P. 1128. Un maquignon a vendu des chevaux qui lui coûtaient 215 fr chacun; à cette vente il a gagné 82 fr 25 c sur chaque cheval, et son bénéfice total est de 10 363 fr 50 c; quelle somme a-t-il retirée de la vente de ses chevaux?

34128. — Tours, impr. Mame.

www.ingramcontent.com/pod-product-compliance
Lightning Source LLC
LaVergne TN
LVHW020038170826
845678LV00001B/317